養生，先養 精氣神

張其成 著

寫在書前

　　我一直在思索：生命為何在最公平中又最不公平？這樣的不公平是誰造成的？每個人的生命只有一次，但生命的長度和品質卻有天壤之別。

　　人生短暫，瞬息即逝；人生脆弱，災難無情；人生八苦，愚癡顛倒。在宇宙無限與人生有限的矛盾中，生命的皈依、心靈的自由就成為永恆的主題。怎樣延長生命長度、提高生命品質，在短短的此生今世能離苦得樂、能夠健康幸福，也就必然成為人類共同的追求。

　　人生的最高境界就是哭著來，笑著走。人生苦樂，境由心造。我始終認為：沒有信仰和敬畏心是當代社會最大的危機，也是當代人脆弱、癡苦的主要原因之一。

　　那麼，我們如何才能離苦得樂？如何才能健康、快樂、智慧？我們又需敬畏什麼？信仰什麼？孔子說：「仁者壽」、「君子有三畏：畏天命，畏大人，畏聖人之言。」每次反省都會發

現，要想離苦得樂，要想既健康又快樂、智慧，可以仰賴的只有華人所獨有、傳承不衰的文化。特別是，這種以易道為主幹的陰陽中和、儒道佛互補的文化。

我經常對朋友說：生命的意義在哪裡？養生的根本在哪裡？學國學有什麼用？答案其實很簡單。在人生遇到科學解決不了的困惑時，我們該怎麼辦？這時我們可以從國學裡面尋找智慧、尋找答案、尋找力量，所以學國學的目的就是為了幸福，就是為了健康、快樂、智慧的生活。合在一起仍然是養生而已，這是生生之道。

如何達到這個目標？第一就是要修心開智。修什麼心？分而言之，就是要修天地之心、民族之心、企業之心、個人之心。第二要祖法儒、道、釋、醫等諸家智慧，保養精、氣、神三寶，祛病延年，幸福快樂生活。

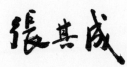

目錄

第一章 人之三寶：精、氣、神 007

活得健康，活得快樂，活得智慧 ─────── 008

精氣神養生的全部玄機，都藏在太極圖 ─── 009

精氣神是《黃帝內經》養生的核心 ───── 016

養生，就是養成適合自己的生活方式 ──── 019

有形的養生中，必須加入無形的「神」 ─── 021

《黃帝內經》中精氣神變化規律 ────── 025

《黃帝內經》精氣神養生的四個層次 ──── 031

長壽老人都具備的──天真 ──────── 033

「幼而徇齊」的行動方式 ───────── 036

嬰兒才是最好的養生老師 ───────── 038

第二章 養精 043

養精重在「煉」字 ──────────── 045

先天之精的精華──天癸 ──────── 047

天癸保養之道──女生篇 ──────── 049

天癸保養之道──男生篇 ──────── 052

養精「四少」，神仙可了 ──────── 055

養精三不：不要等、不要亂、不要耗 ── 057

子午卯酉按摩養先天之精 ─────── 061

「內煉築基」養精法 ─────────── 063

「置鼎安心」養精法 ─────────── 067

飲食養精五字訣 ──────────── 069

第三章 養氣 ⸺⸺⸺ 073

「氣」的來源 ⸺⸺⸺ 075

「氣」的作用 ⸺⸺⸺ 080

人身的太陽：真陽之氣 ⸺⸺⸺ 081

陽氣是最好的化妝品 ⸺⸺⸺ 083

男子的腎氣足不足，反映在頭髮和牙齒 ⸺⸺⸺ 089

艾灸關元，強壯元氣 ⸺⸺⸺ 091

陽氣不足的飲食調養 ⸺⸺⸺ 094

慢呼吸守氣法 ⸺⸺⸺ 102

「清、慎、勤」三字養氣法 ⸺⸺⸺ 106

「止怒反省」養氣法 ⸺⸺⸺ 112

「調息」養氣法 ⸺⸺⸺ 116

《黃帝內經》呼吸養氣法 ⸺⸺⸺ 118

「周天宗氣」養氣法 ⸺⸺⸺ 119

胎息，是養氣的最高境界 ⸺⸺⸺ 123

第四章 養神 ⸺⸺⸺ 127

人體的生命活力 ⸺⸺⸺ 129

先天之神和後天之神 ⸺⸺⸺ 131

五臟六腑都藏著神 ⸺⸺⸺ 133

七情六欲都能傷「神」 ⸺⸺⸺ 136

得神者昌，失神者亡 ⸺⸺⸺ 139

養神就是修心 140

佛家養神法——「不了了之」 142

道家養神法——「少則得，多則惑」 144

儒家養神法—— 一是皆以修身為本 148

易家養神法——「感而遂通」 151

醫家養神法——「燮理陰陽」 155

《黃帝內經》四季養神法 157

一個字調神法 162

五心養神 163

第五章 推薦養生法 167

陰陽五行都在「一氣」中 168

精氣神養生法之飲食篇 176

・孔子的「十不食」養生法 176

・服食養生法 178

精氣神養生法之導引篇 181

・五禽戲養生法 182

・文八段錦養生法 188

・二十四節氣養生法 192

精氣神養生法之靜功篇 209

・三寳養生功 209

・精氣神養生功 211

附錄 217

第一章

人之三寶 精氣神

習慣的，不一定是對的；對的習慣，才是養生。

會吃，不等於會養生；

會養生一定會吃，還要會其他。

長壽並不最重要，

健康、快樂、智慧的長壽才重要，

才是養生的目的。

活得健康，活得快樂，活得智慧

養生的目的是什麼？大多數人會說是為了健康、長壽。那麼為什麼想要健康、長壽呢？健康、長壽是為了快樂生活。所以，養生首先是為了健康，其次是為了快樂；那麼養生還有沒有別的目的呢？養生應該還有第三個目的，那就是智慧。

應該沒有人希望自己健康快樂，但渾渾噩噩地活著。所以，養生其實有三個目的，第一當然是健康，第二是快樂，第三是智慧。

確立目的後，「生」到底要怎麼「養」呢？很多人一提起養生就覺得養生等於中醫，或者一提到中醫就覺得中醫等於養生，這兩種看法都不全面。其實華人傳統文化，基本上都是講養生，都是追求一種健康、智慧、快樂的人生，我把養生分為四大流派：儒家、道家、佛家、醫家，中醫只是養生的一個流派。

養生並不僅僅是為了不生病或延年益壽，而且也是為了快樂、幸福，為了提高生命品質。養生應該是表示，人們在尋找身體的健康，也在尋找幸福，尋找心靈的安寧；以上是華人文化對養生的理解，而這種理解其實帶有普世意義。

世界衛生組織（WHO）曾對健康的定義進行多次修改。一開始，世界衛生組織認為，健康就是身體健康，也就是所謂生理健康；後來發現光是身體健康還不夠，所以

《黃帝內經》
與養生

1. 養生之道：法於陰陽，和於術數。
2. 致病之因：陰陽不和。
3. 如何治病：調和陰陽。

又加上心理健康；之後發現，身體、心理健康還不夠，有的人雖然身心健康，但不能適應社會，所以又加上了第三大要素：社會健康，亦即適應社會的能力良好；最終增加了道德健康。今日世界衛生組織的健康定義包括四大要素：身體、心理、社會和道德。

養生其實並不高深，就是一種健康的生活習慣！

如果想「年輕的時候用健康換錢，年老的時候用錢換健康」，那就要小心了。真能用錢換健康嗎？我想這是不太可能。

每個人，無論是年老還是年少，都應該好好關注自己，因為生命至重，生命至貴。

精氣神養生的全部玄機，都藏在太極圖

養生就是調和陰陽，陰陽是什麼？簡單來說，陰和陽都蘊涵在太極圖，一張太極圖足以說明整個人體。

太極一詞由《周易・繫辭傳》提出，在先秦諸子典籍中僅見於《莊子・大宗師》：「在太極之先而不為高，在六極之下而不為深」，太極範疇在中國哲學史意義十分重大。《繫辭傳》說：「是故易有太極，是生兩儀，兩儀生四象，四象生八卦。八卦定吉凶，吉凶成大業。」此處太極原本是指卦象的源頭，是奇偶兩畫或大衍之數未分的狀態；但在這個序列中，太極是兩儀、四象、八卦的源頭，八卦又是指稱萬事萬物的，因此太極又可看成是萬事萬物

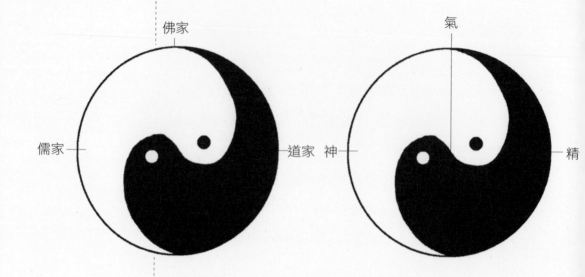

佛家

儒家　　　　　　　　　　　　　　　道家　神

氣

精

的源頭，後世正是在本體論意義上運用太極範疇。

　　後世對太極有各種解釋，如漢代劉歆《三統曆譜》說：「太極元氣，涵三為一。」唐代孔穎達《周易正義》說：「太極謂天地未分之間，元氣混而為一。」太極是宇宙最初渾然一體的元氣，是陰陽二氣混合未分的狀態。而太極圖是用圖畫的方式表現萬事萬物的對立統一，據說這張圖是由五代至宋初的道士陳摶傳出，原叫《無極圖》。史書上記載陳摶曾將這張太極圖傳給他的學生種放，種放又傳給穆修，穆修將太極圖傳給周敦頤，而周敦頤參悟這張太極圖，寫了《太極圖說》對太極圖加以解釋。我們現在看到的太極圖，根據我的考證，現存最早應該是出於張行成之手。整個世界都可以被包含在太極圖裡，人體生命的精、氣、神也能被包含在其中。太極圖整體思想就是陰陽和諧，陰多了自然會慢慢減少，陽就會慢慢生長，然後

陽開始占上風，陰就再慢慢生長，如此周而復始維持動態平衡。生命就是一張太極圖，生命中的精、氣、神也需要維持著陰陽和合，才能健康長壽，快樂智慧。

現在學界比較公認的觀點是：華人傳統文化由儒、道、佛三家為主構成，而一張太極圖就涵蓋這三家。太極黑白雙魚圖中的那條白魚就是儒家，黑魚則是道家，黑白雙魚圖外部的圓圈則是佛家。在人體而言，黑魚代表著精，白魚代表著神，中間的那條「Ｓ」曲線是溝通精和神的橋梁，所以它代表的是氣。養生和陰陽調和的問題全在這一張圖。

《黃帝內經》第一篇〈上古天真論篇〉記載黃帝對生命的第一個問題：「余聞上古之人，春秋皆度百歲，而動作不衰；今時之人，年半百而動作皆衰者，時世異耶？人將失之耶？」在黃帝的時代，人們已經開始探求古今健康長壽重大差異的原因。黃帝代表那個時代的人發問：古人可以活到百歲，身體還很靈活，現代人年過半百身體就衰老，動作就遲緩，究竟是什麼原因？是時代不同，還是養生之道失傳？是天道，還是人道的原因？

《黃帝內經》認為人的天年，也就是正常壽命為一百二十歲。用現代科學方法統計，人的正常壽命等於人體細胞分裂的次數乘以細胞分裂的週期。人體細胞分裂的次數是五十次，細胞分裂的週期為2.4年，50乘以2.4正好等於120，和《黃帝內經》中所說的人的正常壽命——天年

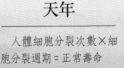

天年

人體細胞分裂次數×細胞分裂週期＝正常壽命

養生，先養

精氣神

一百二十歲一致。

黃帝登上天子之位後，最關心的問題就是統治天下，最關鍵的問題就是民生，而民生問題中最大的問題是醫療衛生。黃帝觀察發現一個現象：他那個年代的人到四五十歲時就「動作皆衰」，就問天師岐伯，岐伯是黃帝手下一個掌管醫藥的大臣，黃帝稱他天師，可想而知黃帝對岐伯非常崇敬，認為岐伯是上天派給他的老師，黃帝說「余聞上古之人，春秋皆度百歲，而動作不衰」，如今我們身邊的這些人連半百都不到，就一個個「動作皆衰」，上古的人都能度過一百歲動作還不衰，而現在人五十歲動作就衰退不靈活，這是什麼原因呢？「時世異耶，人將失之耶？」是時代不同了，還是人失去了養生之道呢？

岐伯答：「上古之人，其知道者，法於陰陽，和於術數，食飲有節，起居有常，不妄作勞，故能形與神俱，而盡終其天年，度百歲乃去。今時之人不然也，以酒為漿，以妄為常，醉以入房，以欲竭其精，以耗散其真，不知持滿，不時禦神，務快其心，逆於生樂，起居無節，故半百而衰也。」

岐伯回答說：上古之人為什麼能活到百歲，而動作仍靈活自如呢？這是因為那個時候的人掌握了養生之道。上古之人的養生之道是什麼呢？八個字：法於陰陽，和於術數。也就是效法陰陽的變化規律，與術數相吻合、相和諧。如果再簡單點說，我們還可以把它歸納成四個字，那

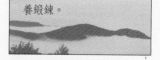

法於陰陽，和於術數

按照自然界的變化規律而起居生活，就是根據正確的養生保健方法進行調養鍛鍊。

就是「陰陽中和」。陰陽中和，就是陰陽和諧，這就是養生的大原則。

　　中醫把人分為五態，中國中醫科學院的薛崇成教授、楊秋莉教授把它整理成五態人格理論；五態人格裡就有一種是陰陽平和之人，這種人心態平和，謙虛從容，與世無爭，待人接物不卑不亢。這種類型的人格也是古代醫家最為推崇的體質類型。這種人一般身體強壯，胖瘦適度，面色與膚色都明潤含蓄，目光有神，性格開朗、隨和，食量適中，二便通調，舌紅潤，脈象緩勻有神，夜眠安和，精

五態人格

五 態	基 本 性 格 特 點
太 陽	居處於于（隨意自得而不拘謹）；好言大事（喜歡高談闊論）；無能虛說（沒有真實本領，多言過其實）；志發四野（志向遠大，但不切實際）；敗而無悔（過於自信而意氣用事，雖遭失敗也不知悔改）。
少 陽	提諦自貴（處事精細謹慎，自尊自重）；好為外交，內而不附（擅長人際交往，不願沒沒無聞地埋頭工作）；立則好仰，行則好搖（站立時頭仰得很高，行走時慣於左搖右擺）。
陰陽和平	這類人的身心健康處於最佳狀態。基本性格特點是：居處安靜（生活平靜安穩，不介意個人名利）；無為懼懼（不驚恐憂慮）；無為欣欣（不過度興奮）；婉然從物（一切順從自然，不爭勝好強）；與時變化（善於適應環境，不固執保守）。
少 陰	小貪賊心（貪圖蠅頭小利，常存害人之心）；見人有亡，常若有得（有幸災樂禍之心，見到別人有所失，就像自己有所得）；見人有榮，乃反慍怒（常懷嫉妒之心，見到別人獲得某種榮譽，自己反而感到憤怒不平）。
太 陰	貪而不仁（貪得無厭，為富不仁）；好內惡出（喜歡索取，厭惡付出）；心和不發（處心積慮，不動聲色）；不務於時（只顧自己，不識時務）；動而後之（見風使舵）。

力充沛，反應靈活，思緒敏捷，自身調節和對外適應能力強，不易感受外邪，很少生病，即使生病，康復得也快；如果後天調養得宜，沒有什麼意外，避免罹患慢性疾病，不沾染不良生活習慣，這種體質一般不易改變，這類人一般都會很長壽。

《黃帝內經》是一本醫學書，也是一本養生書，裡面既有治病的道理，也有養生的道理。更重要的一點在於，從《黃帝內經》乃至整個中醫學來看，所有道理都是相通的，不管是治病還是養生，首先要明白陰陽，明白五行。

《黃帝內經‧素問‧陰陽應象大論》是一篇專門講陰陽的文章，這篇文章中說：「陰陽者，天地之道也，萬物之綱紀，變化之父母，生殺之本始，神明之府也，治病必求於本。故積陽為天，積陰為地。陰靜陽躁，陽生陰長，陽殺陰藏。陽化氣，陰成形。寒極生熱，熱極生寒。寒氣生濁，熱氣生清。清氣在下，則生飧泄；濁氣在上，則生䐜脹，此陰陽反作，病之逆從也。」

《周易‧繫辭上》也說：「一陰一陽之謂道。」也就是說天地之道，統領萬物；無論再複雜的事情，只要分清陰陽就都清楚。

陰陽是「變化之父母」，抓住陰陽，就掌握變化的源頭；陰陽是「生殺之本始」，使人生，使人死。《黃帝內經》說「陰平陽祕，精神乃治，陰陽離決，精氣乃絕」。陰陽調和就會活，陰陽分離就會死，生殺的本始從陰陽

飧泄

中醫病名。指大便泄瀉清稀，並有不消化的食物殘渣。多因肝鬱脾虛，清氣不升所致

始。陰陽是神明所藏的地方，陰魄陽魂，治病必求於本，這個根本也就是生之本，也就是陰陽。「積陽為天，積陰為地」，「天」是陽氣積累而成，「地」是陰氣積累而成。「陰靜陽躁，陽生陰長。」「躁」就是動。《易經》認為「陽」是主生的，「陰」是主長的，當然陰陽並非分離的，不是絕對分開的。「陽殺陰藏」，陽主殺，陰主藏，陽性的東西通常有主導作用；陰是主收藏的，是配合被動的。

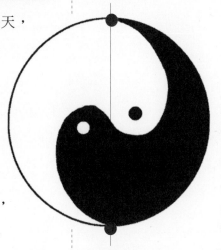

熱極生寒

寒極生熱

「陽化氣，陰成形，寒極生熱，熱極生寒。」對應太極圖來看，寒極生熱在太極圖的什麼地方呢？最下面，寒到極點，就在圖的最下面，緊接陽就來了；熱到極點，就是圖的最上方，馬上陰就來了，熱到極點就生寒。「寒氣生濁，熱氣生清」，就是說一個人體內有寒氣，寒氣往下降，體內有濁氣，例如說腹瀉的人，常是腸胃被寒氣所傷。心肝脾肺腎，腎在下面，太極圖中最下方黑色的位置在五臟就對應腎。腎陽虛，有寒氣，所以往往生濁。「熱氣生清」，熱氣是往上走的，例如說頭暈目眩，還常做夢。《黃帝內經》裡面記載，有的人總是夢到自己在空中飛，在空中飄，那叫心火上炎，說明體內有熱，心肝脾肺腎中心在上面，太極圖中最上方白色的地方，在五臟就對應心。

「清氣在下，則生飧泄」，清氣本來應該往上走的，

太極圖與五臟之對應

最上方的白色處對應，心。

最下方的黑色處對應，腎。

現在往下走了，就變成飱泄。「飱」的意思是完穀不化，也就是吃下去的糧食不消化。我們之所以會生病是因為陰陽失去平衡，如果陰平陽祕就沒有病而且還長壽。那麼養生要做什麼呢？養生其實就是要「從陰陽」，也就是順從陰陽四時，這就是得道。「逆之則災害生，從之則痾疾不起，是謂得道」，「得道」了就不會生病。養生不是治病，但是養生可以讓人不得病。

陰　陽

最初定義	指日光的向背，向日者為陽，背日者為陰。
中醫定義	陰陽學說與醫療實踐相結合，用以解釋人體生理功能和病理變化，闡明臟腑組織的部位和屬性，區分藥物性能，診斷疾病性質等，逐步發展為具有中醫學特色的陰陽學說，是中醫學理論體系的重要組成部分。
基本內容	1. 陽是自然界的根本規律，概括了事物發生發展變化的根源。治病必求於本。 2. 陰陽相互對立、制約。《素問·陰陽應象大論》：「陰勝則陽病，陽勝則陰病。」 3. 陰陽相互依存，互根互用。 4. 陰陽相互消長、轉化，陰陽之間處於動態平衡。

> ### 精氣神養生是檢驗養生方法的唯一標準
>
> 面對養生的千奇百怪的方法，只要看這個方法是不是真能保養精、氣、神，就能判斷。

精氣神是《黃帝內經》養生的核心

養生到底要養什麼？以儒、道、佛、醫四家為主的傳統文化，都強調養生就是要養人的「三寶」，簡單說就三個字：精、氣、神。這才是養生最重要的三大要素：養精、養氣、養神。《黃帝內經·靈樞·本藏》說：「人之

血氣精神者，所以奉生而周於性命者也。」也就是說人體血氣精神的相互為用，是奉養形體，並且周遍全身維護生命，是保持生命的根本物質。

《靈樞‧本神》說：「五藏主藏精者也，不可傷，傷則失守而陰虛；陰虛則無氣，無氣則死矣。」可以看出精氣神三者之間的關係，五臟藏精，「精」是「神」居住的房間，有「精」才能有「神」，所以「積精」才可以「全神」。「精」傷了，「神」就沒地方住了，也就是失去居所；這是「精」與「神」的關係，也就是「精」為體，「神」為用。「精」不但是「神」的房子，又是「氣」之母，《素問‧陰陽應象大論篇》說「精化為氣」，也就是說有「精」才有「氣」。如果「精」虛那就沒有「氣」，人要是沒有「氣」的話就會沒命，就會死；同時「氣」也能生「精」，「氣」又可以充實轉化為「精」，沒有「氣」的動力，「精」也就沒辦法生出來。總之，「精」是人體生命活動的基礎；「氣」是人體生命活動力，「神」是人體生命活動的體現。精脫者死，氣脫者死，失神者亦死，這三者的盛衰存亡，都關係到人的生死。由此可見精氣神之間的關係非常密切，三者是一個不可分割的整體。所以「精氣神」三者，是人體生命盛衰存亡的關鍵所在，只要精足、氣充、神全，自然能夠卻病延年。

精、氣、神究竟是什麼？精、氣、神之間是一種什麼關係呢？如何煉養精、氣、神？簡單說，精是生命的物

何謂精、氣、神

精，人體生命活動之基礎。

氣，人體生命活動力。

神，人體生命活動之體現。

養生‧先養精氣神

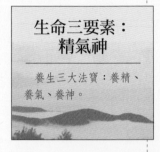

**生命三要素：
精氣神**

養生三大法寶：養精、
養氣、養神。

質，人身上帶有物質性的東西都叫做精；氣，是生命的能量，是生命的一種功能，人身上帶有的物質要變成一種功能，要展現出來，這個就叫做氣；神，是生命的主宰，狹義的神，就是精神。那麼養精、養氣、養神，這三者之間又有什麼關係呢？養精是養生的基礎，養氣是養生的一個途徑，而養神是養生的關鍵。精、氣、神這三者是絕對不能截然分開的。

在《黃帝內經》中，關於「精氣」和「精神」的概念隨處可見，比如說：「陰平陽祕，精神乃治；陰陽離決，精氣乃絕。」再比如說「呼吸精氣，獨立守神。」說明三者有密切關係，養生要重視精、氣、神。

在春秋戰國甚至更早，古聖先賢就十分重視精、氣、神。《周易‧繫辭傳》說：「精氣為物，遊魂為變，是故知鬼神之情狀。」說明物體是由精氣凝聚而成，事物的變化是由魂（神）的遊散造成。在《管子》、《莊子》等經典中也使用了「精神」、「精氣」的術語。一個人的精氣神最旺盛、和諧時就是嬰兒時期；養生就是要向嬰兒學習，就是要「復歸於嬰兒」，就是要恢復到嬰兒那樣精氣神充足的狀態。具體地說，我們要怎樣養精，怎樣養氣，怎樣養神呢？我們可以找到一個榜樣，例如陳摶。

陳摶生活在五代到宋代初年，號希夷先生，後世稱為睡仙。他一睡可達數個月，實際上他是在練功、煉精氣神，只是一般人沒看到。陳摶留下三十二字睡功祕訣：

「龍歸元海，陽潛於陰。人曰蟄龍，我卻蟄心。默藏其用，息之深深。白雲上臥，世無知音。」就是說睡覺時看上去要像龍一樣盤曲環繞，一隻手曲臂枕頭，另一隻手直撫於臍眼（丹田），一隻腳伸展，一隻腳彎曲。這就是煉形。睡功要求先睡心，後睡眼；也就是先要收心入靜，然後才閉目入睡。首先要使心神不外馳，就是不能老想著外務，要收斂心神，這是煉神。呼吸要調勻、調細，氣息自然、安定、平和，這是煉氣。古人形氣神、精氣神之說互通，所以陳摶老祖的睡功最終達到的境界就是精、氣、神和合凝聚，結成內丹。可見精氣神三方面的煉養須結合，古人說形神合一、精神合一、神氣合一、動靜合一，都是這個意思。

陳摶睡功—煉形

1. 一手曲臂當枕，一手放在臍眼。
2. 一隻腳伸展，一腳彎曲。

陳摶睡功—煉神

1. 先收心，再閉目。

陳摶睡功—煉氣

1. 調勻呼吸、氣息安定。

養生，就是養成適合自己的生活方式

世界衛生組織認為百分之百的健康是由四大要素構成：第一，當然是醫療，但是醫療只占百分之八；第二是環境，這個環境包括兩個方面，一個是自然環境，另一個是社會環境，環境的因素也只占百分之十七；第三是遺傳，遺傳的因素則占到百分之十五。前面這三個因素加起來才占百分之四十，而另外的百分之六十，則是由生活方式構成。養生的重點實際上也就在於這百分之六十，即生活方式。因此我為養生下了一個定義，什麼叫養生？養生就是養成一種適合自己的生活方式。

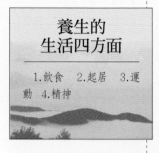

**養生的
生活四方面**

1.飲食 2.起居 3.運動 4.精神

　　既然生活方式就是養生，那麼生活方式又包括哪些方面？

　　首先，生活方式中肯定有飲食，但絕對不僅僅是飲食。我根據中醫的第一經典《黃帝內經》，把養生的生活方式主要歸納為四個方面：第一是飲食，第二是起居，第三是運動，第四是精神。養生要在這四方面下工夫，缺一都不是合格有效的養生。《黃帝內經·素問·上古天真論》說：「上古之人，其知道者，法與陰陽，和於術數，食飲有節，起居有常，不妄作勞，故能形與神俱，而盡終其天年，度百歲乃去。」這句話是養生的總綱。

　　《黃帝內經》講食飲有節，就是飲食要有節制，有節律；起居有常，就是起居要有規律；不妄作勞，從養生角度來說就是運動不要太過；形與神俱，就是形神合一，特別強調的是精神。只有在生活方式的這四方面注意養生，把握好這百分之六十的因素，然後再結合醫療、環境、遺傳等因素，才能做到真正有效的養生。

　　但是，有些因素是無法控制的，例如遺傳來自父母，生而有之；環境，包括社會環境和自然環境，雖然長遠來說，大的環境當然需要每個人的力量來改變，但是，環境的改變個人很難控制；而醫療則要靠醫生、技術和制度，也不是普通人所能控制。所以自己可以主宰、控制的很少，但也是最重要的，那就是生活方式。現在的疾病，有相當一部分，就是生活習慣病。所以我反覆強調，什麼叫

養生，養生就是養成一種適合自己的生活方式，然後把它變成一種生活習慣。

有形的養生中，必須加入無形的「神」

俗話說「流水不腐，戶樞不蠹」，又說「飯後百步走，活到九十九」，都是百姓千百年總結出來的經驗，但我要提出「生命在於動靜之間」。《黃帝內經》裡說「不妄作勞」，就是說工作、運動不要過度，要守常規，要適度，不要太過，當然也不要不及。

運動方面不能太過，是華人和西方養生的不同點之一。西方人喜歡劇烈運動，西方的學者做過一些實證研究，他們認為鍛煉確實對身體健康有益，比較劇烈運動和溫和運動對健康影響的差異，例如踢足球、打籃球等為劇烈運動，而慢跑三四十分鐘、散步就被歸入溫和運動，最後卻發現劇烈運動和溫和運動一樣對健康有利。西方學者還發現一個現象：人們往往容易低估自己的運動能力，例如老年人或病人，往往比自己想的更有運動能力。

華人傳統喜歡做一些溫和的有氧運動，講究身體「常欲小勞，但莫大疲」，也就是華佗說的「常欲勞動，但不當使極耳」，人體需適當運動，不能不運動，完全不動也會傷身。中醫說「久臥傷氣」、「久坐傷肉」，總是躺著就容易傷氣，變得沒有氣力，氣歸肺主管，老躺著還容易得肺疾。總坐著不運動也不好，容易傷肉，肉在中醫學

裡歸脾胃，脾胃功能也會受影響。什麼運動方式比較「中庸」呢？就是前面提到的有氧運動，有氧運動是說運動超過三十分鐘到一個小時左右，但是不能練得氣喘吁吁、大汗淋漓，上氣不接下氣。所以我在這裡提倡一種慢運動，例如歷史上流傳下來的太極拳、八段錦、五禽戲等，都是有氧運動。

　　華人養生有一個核心概念叫「形與神俱」，意思就是形神合一，也就是精氣神合一，整個是一體的，不能分割。華人養生之道，無論是飲食、起居，還是運動，所有有形的養生裡都必須加上「神」這個無形的東西，傳統運動是要調氣、調神，不光是煉形。我和美國的人類學教授

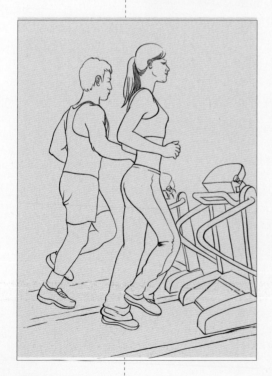

一起做過一個調查，在美國訪談了五十個人，問這五十個人同樣的問題：什麼叫養生。其中四十九個人的回答都包括兩點，第一點是吃保健食品，第二點是鍛煉，其中大多數人說的鍛煉指的是劇烈運動；只有一個人的回答有點不同，除了前面這兩點，他還說養生包括了精神。我們感到很奇怪為何只有這個人這麼回答？再進一步了解，原來此人是心理學家。

　　同時在北京和上海所做的調查顯示，詢問兩座城市的老年人什麼

叫養生時，幾乎所有人都這麼回答：「養生很簡單，養生就是要高興，不生氣。」這就是精神因素。再具體一點來說，例如說一個人在跑步機上做運動，可以一面運動一面聊天，但如果是打太極拳，就絕對不可能邊運動邊說話。這就是形神合一，養生裡一切有形的運動，都不是最重要的，最重要是一定要加入「神」。

再來看一看導引和按摩。我帶過一位專門研究導引的博士生，研究導引就離不開中醫的經絡穴位，當然他學針灸、按摩都很用功，也學得很透徹。他也教人練習導引，例如五禽戲、八段錦，同時也會介紹一些經絡穴位按摩的技術，但是後來他發現，如果僅僅只教這些東西：導引加經絡穴位按摩真能在任何情況下對任何人都有用嗎？當他來問我時，我就跟他說：不是我們怎麼看，而是先人早就告訴我們怎麼看。我就問他：養生是不是可以和經絡按摩畫等號？是不是可以和導引畫等號？

在莊子看來，導引是一種低階的養生方法，莊子認為修煉導引術的人層次較粗淺。莊子說：「吹吸呼吸，吐故納新，熊經鳥申，為壽而已。」意思是說導引術就是要吐吸，吐掉陳舊的東西，吸入新鮮的東西。「熊經鳥申」，是指導引之士像熊一樣地「經」，像鳥一樣地「申」；「經」是指做縱向運動，人學習熊，也像熊那樣做縱向的運動，例如拉單槓，就好像熊那樣吊著，這就叫「熊經」。「鳥申」是什麼呢？鳥，尤其是那些凶猛的鳥，例

養生，先養精氣神

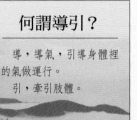

何謂導引？

導，導氣，引導身體裡
的氣做運行。
引，牽引肢體。

如老鷹，總是喜歡向後看，伸著脖子向後，這就是「鳥申」。這些養生方法，莊子看來都是為了要長壽，所以莊子覺得這根本算不了什麼。莊子接著說：「此導引之士，養形之人，彭祖壽考者之所好也。」這些方法都是「導引之士」，那些只懂得養形的人，例如彭祖等長壽者所喜好的，他們僅僅是為了養自己的形體。

再深入思考一下，「導引」是什麼？「導」，主要是指導氣，比如氣沉丹田，引導清氣緩緩從上往下，一直走到下丹田，這就屬「導」的範疇。「引」，主要是指牽引肢體，就好像我們做簡單體操，伸展運動，拉伸身體。導氣和引體不能分開，兩者結合在一起按照一定方法進行，這個用的就是經絡、穴位。所以，導引發展到後來基本上都配合著按摩，既要導真氣，也要引肢體，還要按揉穴位經絡。

於是，古人鍛煉身體時，不光是活動肢體，還要加入精神修煉，告訴你在做每個動作時需要調整到怎樣的精神狀態。

古人行針艾灸，按摩穴位時，一樣要有「神」的加入，需要考慮針灸按摩時，醫生和患者分別處於什麼狀態，若達到玄妙境界則療效更佳。再看看我們現在是怎麼做，直接找到一個穴位，按下去揉一揉，最好是一按就靈，包治百病。其實這還不如「導引之士」的「熊經鳥申」。這樣做好不好？在莊子看來，「導引之士」的「熊

經鳥申」尚且不夠，更何況現在很多人連「熊經鳥申」做得也不夠，做得不對呢！

《莊子‧刻意》裡說得很清楚，「呼吸吐納」、「熊經鳥申」都是「刻意」的做法，層次太低。莊子認為怎樣養生才高明呢？在莊子看來，最高的養生不是養形，而是養神。我們不是莊子，普通人養生還是要一步一步來；所以，還是要先「刻意」，學學導引、按摩，不過現在我們至少清楚導引和按摩也是要求形神合一。

《黃帝內經》中精氣神變化規律

精氣神養生不能分開，人一生中精氣神的狀態不斷變化，因為人的生命要經過一個生、長、壯、老、已的過程，這個過程有節律可循。

早在兩千多年以前，古聖先賢就發現人體一生的生命週期。關於生命週期，《黃帝內經》中有一種說法，是以「十歲」為週期，這種週期是從五臟六腑氣血的盛衰觀察出人的生命週期。

《靈樞‧天年》中以十歲為週期將人的一生劃分為十個階段：十歲時，五臟（心肝脾肺腎）之氣已經穩定。血氣、血脈暢通，氣血流動。這個「流動」之氣主要活動在人體的下部，所以十歲的小孩子特徵是喜歡「走」。這個「走」不是現代漢語當中的走，而是小跑。這裡說明了小孩子喜歡小跑的原因。

生老病死已

意指生長生殖的過程，人的生命歷程從胎孕、發育、成長、衰老乃至死亡，是人類生命的自然規律。都屬於陰陽二氣有序的消長運動。

養生，先養 精氣神

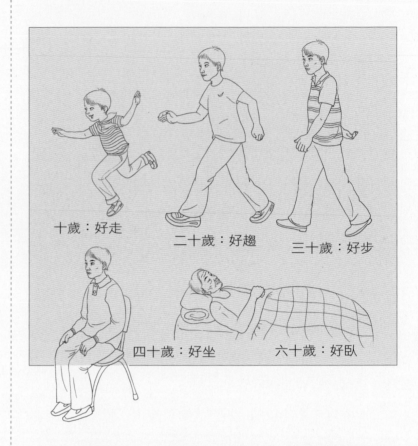

十歲：好走　　　二十歲：好趨　　　三十歲：好步

四十歲：好坐　　　六十歲：好臥

　　二十歲時，是人生的第二個階段，血氣開始強盛，肌肉開始長得結實。這個階段的人「好趨」，「趨」是快步走，要比小跑要慢一些。人在十歲到二十歲的動作從「小跑」到「快步走」的轉變過程，可以看出生理和精氣神的變化。

　　三十歲時，「五臟大定」，五臟之氣更加穩定，肌肉也更結實，血脈盛滿，所以就「好步」，這個「步」就是行走。三十歲時人開始喜歡行走，這又比「好趨」更慢一些。

四十歲時，五臟六腑都更加強盛，到了人生的極點，盛極而衰，所以要開始衰落。這時皮膚開始鬆弛，臉部光澤開始減退，頭髮也開始斑白。雖然這個階段走路還平穩，不會搖晃，但已經「好坐」，不喜歡走動。這表示人體開始衰老。從「小跑」到「快步走」，然後到普通的「行走」，直至喜歡「坐」，這整個過程是一個慢慢衰老的過程。

人生到四十歲的時候，開始有衰老的跡象，但這時還只是外在的衰老。從五十歲開始，人真正地衰老，因為從這時開始五臟也漸漸衰老；五十歲時，五臟就開始衰落，先是肝氣開始衰落，肝液開始薄了。所謂「肝膽相照」，接著膽汁的分泌物也就慢慢減少；眼睛跟肝臟有關，肝開竅於目，因而，五十歲時眼睛開始看不清楚。

六十歲時，心的功能也開始衰落。心氣不足，心裡開始經常擔憂、悲傷，血氣也開始鬆懈、外散。血氣不足就喜歡躺著，所以人就「好臥」。

七十歲時，脾氣開始虛弱，皮膚開始乾癟。

八十歲時，肺氣開始衰落，因為肺是藏魄的，魄開始離散，所以八十歲的人就會經常說錯話。

九十歲時，腎氣衰竭，四臟的經脈都空虛。

到一百歲時，心肝脾肺腎五臟氣血全都虛弱，這時雖然看上去人的形體還在，但實際上人的神氣已經離去。前面我們已經說過以「十年」為週期來描述人體生命，是

養生，先養精氣神

以五臟氣血的盛衰來劃分。從動作上看，一開始是小跑，到後來是快走，然後是一般的走，接著喜歡坐，到最後則是喜歡睡。而從五臟六腑功能衰落的順序上看，肝、心、脾、肺、腎是順序衰落，而這個順序剛好也是五行相生的順序。

人體生命週期、人體臟腑功能衰落的過程不但與五行有非常密切的關係，而且反映了天人合一的生長和衰落的週期規律。古人發現地球上的事物都是從下往上長，《黃帝內經》說人五十歲以前的成長也是從下往上長的，氣血由下向上逐次盛壯，表現為小跑、快走、慢走、好坐、好臥。而五十歲以後，人體的衰落又是按照五行相生的次序逐漸衰落。

《黃帝內經》中把人的走路分得很細，並從中發現人的生命週期。而人走路的形態、動作的快慢和敏捷度其

十二時辰時間對照表

子 時	夜 半	23:00～01:00
丑 時	雞 啼	01:00～03:00
寅 時	平 旦	03:00～05:00
卯 時	日 出	05:00～07:00
辰 時	食 時	07:00～09:00
巳 時	隅 中	09:00～11:00
午 時	日 中	11:00～13:00
未 時	日 映	13:00～15:00
申 時	晡 時	15:00～17:00
酉 時	日 入	17:00～19:00
戌 時	黃 昏	19:00～21:00
亥 時	人 定	21:00～23:00

實都反映了人的五臟六腑氣血的盛衰，也就是反映了精氣神在各個階段的盛衰。不管精氣神養生怎麼養，都要遵循生物節律。此外，一年四季、一天十二個時辰，人體的精氣神盛衰狀態也不一樣，養生也需要順應這些變化。換句話說：精氣神養生，還要做到起居有常。廣義的起居，就是指日常生活，包括衣食住行，所以本書不講廣義的起居；狹義的起居，就是指起床睡覺，具體來說就是睡眠，這個在養生學上非常有意義。古人認為養生有兩大要務，第一就是食，第二就是眠。那麼一個人怎麼起居呢？什麼時候起？什麼時候睡呢？很簡單，「法於陰陽」地起床和睡覺。「法於陰陽」就是效法陰陽的變化規律，這樣做就是起居有常。一天當中陽氣最盛的時候是午時，也就是中午十一點到一點，陰氣最盛的時候是子時，是在晚上十一點到一點；陰陽各半的時候，上午、下午各有一個時辰，上午是卯時（也就是早上五點到七點），下午是酉時（也就是下午的五點到七點）。子午卯酉這四個時辰，是一天當中陰陽變化的四個時間點。我們「法於陰陽，和於術數」，就要在這四個時間點上多下工夫。很簡單，既然子時陰氣最盛，那麼這個時候就要深度睡眠，也就是說亥時晚上九點到十一點就要入睡，這樣到子時才能進入深度睡眠。

按照中醫說法，人的氣血在不同時辰在不同經脈中的盛衰程度不一樣。不是說不同的時辰裡氣血走不同的經

養生，先養精氣神

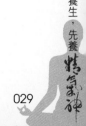

029

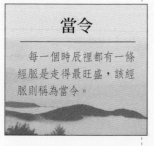

當令

每一個時辰裡都有一條經脈是走得最旺盛，該經脈則稱為當令。

脈，而是所有經脈都有氣血在走。但是時辰不同，氣血在不同的經脈裡運行的盛衰是不一樣的。每一個時辰裡都有一條經脈走得最旺盛，中醫把它叫做「當令」，就是有一條經脈出來值班。子時膽經走得最旺，丑時肝經走得最旺，卯時大腸經走得最旺。以卯時為例，此刻是由大腸經當令；這個時候是大腸排毒的時候，所以，卯時就要起床排便。

午時陽氣最旺，這時人活動最積極，也是人的氣血走得最旺盛時，所以這時容易罹患心血管疾病。現代醫學研究表明，人在六點到十二點之間，是心血管疾病的發作危險期。所以午時要安神，讓它平穩，方法就是小睡。所以古人有言，要睡子午覺，子時跟午時都要睡覺，子時的睡眠要深度睡眠，而午時的睡眠時間要短一點。

子午覺這主張可見於《黃帝內經》，原文為「陽氣盡則臥，陰氣盡則寐」；其主要原則是「子時大睡，午時小憩」，即在晚上十一時前睡覺及在中午小睡片刻，對養生非常有好處。

卯時和酉時，就好比是春天和秋天，卯時是上午的五點到七點，酉時是下午的五點到七點；這兩個時辰的養生與春秋養生是一致的。這兩個時間一般適合鍛煉、練功，酉時、卯時，陰陽一半對一半，所以在這兩個時辰，可以做一些運動，以做動功為主。而子時和午時剛好是陰陽交接，就不要做劇烈運動，要以靜功為主，或者睡覺，所以

叫子午覺或者叫子午功。有的人說我睡不著，睡不著沒關係，可以練靜功，從某種意義上說練靜功是一種更高級、更積極的睡眠。只要完全按照陰陽規律去做，這就叫「法於陰陽」，而且一定要注意，不是今天這麼做，明天就不這麼做了，而是要起居有常，有規律。

十二時辰與經絡對照表

十二時辰	子	丑	寅	卯	辰	巳	午	未	申	酉	戌	亥
十二經脈	膽	肝	肺	大腸	胃	脾	心	小腸	膀胱	腎	心包	三焦
手足六經	足少陽	足厥陰	手太陽	手陽明	足陽明	足太陰	手少陰	手太陽	足太陽	足少陰	手厥陰	手少陽
重點穴位	陽陵泉	太沖	列缺	足三里	三陰交	極泉	小海	委中	湧泉	勞宮	內關	外觀

《黃帝內經》精氣神養生的四個層次

《黃帝內經》裡說養生的時候也都是把精、氣、神合在一起說，代表不可分離。〈上古天真論篇〉裡面則把養生分成四個層次，每一個層次都是精氣神一起。

第一個層次是真人，「上古有真人者，提挈天地，把握陰陽，呼吸精氣，獨立守神，肌肉若一，故能壽敝天地，無有終時，此其道生。」這是養生的最高層次。這種

心包

亦稱心包絡，是心的外圍外膜絡脈，有保護心臟的作用。

三焦

三焦是中醫特有的概念，在西醫解剖系統並沒有類似功能或器官。有些人更提出三焦有名而無形的說法，三焦實際是上焦、中焦、下焦的統稱。

水穀精微

水穀精微又稱後天之精是由飲食經脾胃轉化生成，是構成人體，維持機體健康和勞動力所需的營養物。

養生，先養 精氣神

人根本不需要吃後天的水穀精微，《莊子·逍遙遊》裡說藐姑射山有一個神人，也就是真人，他「肌膚若冰雪，綽約若處子，不食五穀，吸風飲露」。這個真人的肌膚像冰雪一樣晶瑩剔透，沒有雜質，他不吃五穀雜糧，不吃水穀精微，而是吸風飲露，也就是「呼吸精氣，獨立守神」。守著神，神氣沒變，所以他的壽命能和天地一樣，沒有終老時，這種人就是道的一種化身。這個真人，他能夠掌握宇宙天地陰陽的變化，這個人就是天地陰陽的化身。這是最高層次，普通人很難達到。

第二個層次是至人，「中古之時有至人者，淳德全道，和於陰陽，調於四時，去世離俗，積精全神，遊行天地之間，視聽八達之外，此蓋益其壽命而強者也，亦歸於真人。」這第二種人也可以看做是真人，只是第二等的真人。這種人的德最淳厚、道也最完備，他不違背陰陽大道，能和於陰陽，調於四時，離開世俗，不與世俗同流合汙，能把精和神合在一起，能「遊行天地之間，視聽八達之外」，也就是心胸開闊。這種人肯定能增加壽命，而且身體健壯。

第三個層次是聖人，「其次有聖人者，處天地之和，從八風之理，適嗜欲於世俗之間，無恚嗔之心，行不欲離於世，被服章，舉不欲觀於俗，外不勞形於事，內無思想之患，以恬愉為務，以自得為功，形體不敝，精神不散，亦可以百數。」這第三種人處在天地之間，「從八風之理」（「八風」一般來講就是四面八方的來風，但佛家另

有解釋。佛家認為「八風」就是八種欲望，也就是利、衰、毀、譽、稱、譏、苦、樂），比較世俗化，在世俗間能調適自己的欲望。這種人不生氣不發怒，他的行為不離開世俗，不會到深山老林裡修煉，而是穿著跟大家一樣的衣服，融於世俗。這種人不願意去看世俗欲望，不同流合汙，但還是處在世間，外不為俗事所纏繞，沒有各種欲望的煩惱，所以心情快樂，自我滿足，身體也不衰壞，精神也不會消散。如果能做到這樣的話，也可活到一百歲。

第四個層次是賢人，「其次有賢人者，法則天地，象似日月，辯列星辰，逆從陰陽，分別四時，將從上古，合同於道，亦可使益壽而有極時。」第四等的人叫賢人，他能夠效法天地日月的變化。我們大家基本上屬於這第四種人，所以一定要「法於陰陽，和於術數」，順從陰陽，分別四時的變化，順從上古之人，跟道相會同，不違背陰陽大道。這種人也可以增加壽命，而有極時。這裡說的「將從上古」是說世俗中的人，一定要「取法夫上，然後得之於下」。取法一定要高，立意要高，要跟最上等的人學習，然後能夠得到的還要比他低一點。如果我們跟最下面的人學習，跟第四等人學習，那我們得到的就要比第四等人更低。

長壽老人都具備的——天真

具體的養精、養氣、養神的竅門對每個人來說，可能都不太一樣，甚至大相逕庭。但有一點是相同的：每一個

養生，先養精氣神

長壽老人都必須具備一樣東西——天真。《黃帝內經》中說上古之人，都能「度百歲，而動作不衰」，但是現在能活到一百歲的卻很少，是什麼原因呢？很簡單，現在的人大都沒有保持天真。

《史記》第一篇〈五帝本紀〉開頭幾句話就是「昔在黃帝，生而神靈，弱而能言，幼而徇齊，長而敦敏，成而登天。」《黃帝內經》也說：「昔在黃帝，生而神靈，弱而能言，幼而徇齊，長而敦敏，成而登天。乃問於天師曰：余聞上古之人，春秋皆度百歲，而動作不衰；今時之人，年半百而動作皆衰者，時世異耶？將人失之耶？」

黃帝一生下來就跟一般人不一樣，在他剛生下來時就能說話；他小時候做事情就非常的迅速、果斷；長大後，非常敦厚、敏捷；成人之後就登上天子之位。黃帝一生下來就有神靈，這不僅是傳說，而且是在說我們現在所有的人，每一個人都是「生而神靈，弱而能言，幼而徇齊」。

大家想一想小孩剛生下來時候是怎麼樣的狀態？小孩子都是哭著、手握著拳頭來到這個世界上。這就叫「生而神靈」。

為什麼叫生而神靈？剛出生的小孩握拳有個特點，就是把大拇指扣在裡面，然後握著拳。這是因為嬰兒保持著一個神靈，他們在胎兒時期就是這麼握的，拇指都壓著一個穴位，這個穴位在無名指和小指之間，這個地方剛好是心經的少府穴。心是藏神的，心主神明，說明嬰兒是內含

生而神靈

出生時拇指壓著心經的少府穴（位在無名指和小指間），使神氣不外洩。

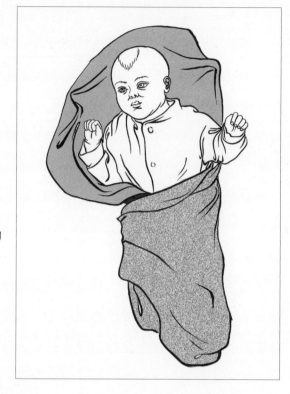

「生而神靈」的
握拳方式。

神靈、神氣不外泄。

　　人出生時都有一根臍帶跟母親的精氣神連在一起，然
後剪刀「啪」地把臍帶剪斷，從此就變先天為後天。所以
人一生下來都還帶有先天的精氣神，這就叫生而神靈。當
人長大之後，手慢慢地鬆開。當一個人年老去世時是「撒
手而歸」，最後所有的人又都是撒手而去；撒開了手，就
沒有神靈，神靈散掉，再也握不起拳，人就死了。所以小
孩子剛生下來時，是最有靈氣的。老子發現嬰兒「骨弱筋
柔而握固」，雖然筋骨柔弱，但握拳卻很堅固。所以我們

養生，先養精氣神

成年人養生，就要復歸。

那要怎麼復歸？慢慢回歸到嬰兒的狀態，「弱而能言」不是說每個人都是一生下來就能說話，而是指柔弱的時候就會說話，就能說人話。試著想一想，小孩子剛開始會說話，都在說什麼？他們總是在問：「媽媽，我從哪裡來的？」有的孩子還會問：「媽媽，人會不會死啊？死了以後到哪裡去？」小孩子總是問這種問題，這就是對生命本質的發問，人從哪裡來，人往哪裡去，這些都是哲學問題。

人生有三大哲學問題：我是誰？我從哪裡來？我往哪裡去？而小孩問的都是哲學問題。一個人離哲學越近，就離嬰兒的狀態越近，離嬰兒的狀態近了，想不長壽都難。每一個人在小時候，關注的都是哲學問題，而不是我們長大以後問的那些世俗問題。

長大後已經失去幼小的童心和超脫，不再對生命本質有所疑問，變得越來越世俗化，越來越不天真。所以天真有一個意思，就是天真爛漫；嬰兒時期的真性情，也就是說遠離世俗一些，尤其是當吃穿不愁時，更要超脫去思考一些哲學問題。只有多考慮這樣的問題，才能成為一個天真的人，才能長壽。

「幼而徇齊」的行動方式

「幼而徇齊」，在幼小時做事情總是非常快，想要

做什麼事情就會立即去做什麼事情，不會瞻前顧後，猶豫不決。每個人小時候要做什麼事情都很專注，而且一想去做馬上就會去做。考慮問題太多，就不天真，所以幼而徇齊，給我們一些啟發，即做任何事情都要真實，要專一，全神貫注，向嬰兒學習。

「長而敦敏」，這是人生之所以不同的關鍵。長大後，人就有區別，區別的關鍵就在於是不是「敦敏」。「敦」就是敦厚，就是繼續保持小時的淳樸之心。如果還能保持淳樸，還能保持住剛生下來那時的神靈，並且做事敏捷、果斷，那麼就能進入下一個階段、境界──「成

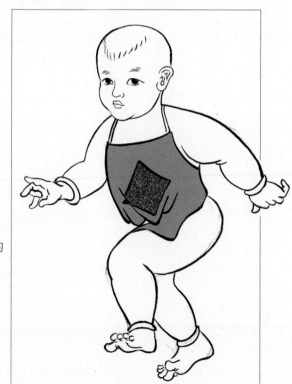

「幼而徇齊」的
行動方式。

養生，先養精氣神

而登天」。對眾人來說，如果長大以後也能夠「長而敦敏」，我們同樣可以「成而登天」，達到我們人生的最高境界，以此度過天年。

《黃帝內經》中所描寫黃帝的一生事實上是每個人的理想人生過程。只要把握「敦敏」，保持童心，人人都可以走過美麗的一生。養生是做什麼？養生就是把我們越來越年老的生命回歸到兒童時代。

嬰兒才是最好的養生老師

精氣神最早不叫精氣神，而是叫形氣神。形，是生命的房子。也就是說一個人的身體，好比是生命居住的一個房子。而氣呢，是生命的一種充實，這裡的「充」，就是充滿，是充滿生命的東西。我們有一間房子，好比是個形，在房子裡充滿氣。神就是生命的主宰，是可以統治生命的，沒有神，氣就動不起來。如果其中一個失去，精氣神三者都會受傷。

一個人的精氣神三者都旺盛是什麼時候？是人生的什麼階段呢？老子說一個人精氣神最旺盛的階段是嬰兒時期，他有一段非常有名的話：「含德之厚，比於赤子。毒蟲不螫，猛獸不據，攫鳥不搏。骨弱筋柔而握固。未知牝牡之合而全作，精之至也。終日號而不嗄，和之至也。」這裡的赤子就是嬰兒。老子發現嬰兒有四大祕密。

老子發現嬰兒的第一個祕密，叫「毒蟲不螫，猛獸

不據，攫鳥不搏」，嬰兒能做到毒蟲猛獸都不來傷害他。為什麼會這樣呢？因為一個人在嬰兒階段是最純真、最天真，面對再怎麼凶狠的猛獸、凶狠的鳥都不會去反抗，而會照樣用善意的微笑來對待牠們，所以毒蟲、猛獸、攫鳥都不會攻擊他。這就是因為嬰兒的天真——嬰兒的第一大祕密，天真就是「精滿氣足神旺」的最好時期。

第二是嬰兒「骨弱筋柔而握固」，在嬰兒階段骨頭是柔弱的。老子發現，嬰兒的筋骨是最柔軟的，但是嬰兒握出一個拳頭，卻是最堅固的，什麼人都掰不開。為什麼會這樣呢？按照《黃帝內經》的說法，這是因為嬰兒的肝氣很旺，腎精很足。因為肝是主筋的，而腎是主骨的，所以雖然看上去柔弱，但是因為嬰兒沒有損耗精氣，精氣非常足，所以握出的拳頭非常有力。

嬰兒的第三祕密，「未知牝牡之合而全作」。「全」字就通假「朘」字，「朘」就是指男嬰的生殖器。「牝牡」就是男女，嬰兒不知道男女的交合，可是「朘」卻經常勃起。不是性的衝動，而是「精之至也」，這是腎精充足到極致的反應。因為腎是藏精、主生殖的，所以嬰兒在腎精最足時，生殖器才會經常勃起。

第四大祕密，嬰兒「終日號而不嗄」。嬰兒整天用力哭號，但是嗓子不啞。嬰兒哭的時候四肢都在動，肚臍眼也在動。尤其是肚臍眼下方一點點，那個位置叫下丹田；還有胸口也在動，這個地方叫中丹田，就是膻中穴，道家

叫中丹田；還有兩眉之間，鼻根的上方，也就是上丹田，中醫叫印堂穴；再仔細觀察你會發現嬰兒頭頂有點微微地在動，那裡是百會穴。不但這些地方在動，而且這幾個地方動的頻率都是一樣的，非常和諧，所以老子說這是「和之至也」。養生就在於和諧，精氣神的和諧。

老子發現的嬰兒的「和」與《黃帝內經》的「法於陰陽，和於術數」的「和」是一致的。這「和」是怎麼體現出來的？既是發聲時三個丹田的和諧、全身的和諧，又是精氣神三者的和諧。人在發聲時表面上用的是嗓子，其實

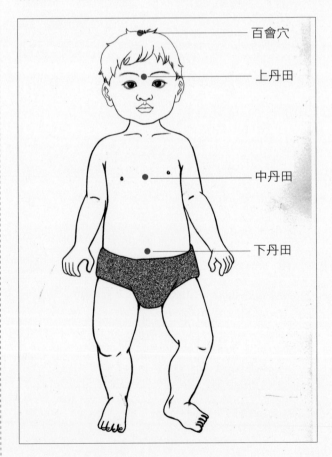

百會穴

上丹田

中丹田

下丹田

嬰兒哭時和諧跳動
的幾個部位。

丹田的分類

丹田	1. 人體部位名。位於臍下三寸關元穴部位。道家以此為男子精室、女子胞宮的所在處。 2. 經穴別名。其說有三：指氣海穴、石門穴或關元穴（《針灸資生經》）。 3. 氣功內丹術術語。謂內丹家結丹之地，即意守時得氣之處。 4. 《太極祭煉內法》卷中：「此丹田二字，本出道經。名曰丹田者，謂出生金丹，造化之田也。」丹家歷來重視丹田。丹書中又分為上、中、下三丹田。丹書中未明確指明上、中、下者，一般丹田又特指下丹田。
上丹田	氣功學術語。三丹田之一。出《素問·本病論》：「神失守位，即神游上丹田。」部位在兩眉間，《東醫寶鑑》引：「上丹田，藏神之府也。」
中丹田	內丹術術語，三丹田之一。部位在心中，一說在心臍之間。《抱朴子內篇·地真》：「心下絳宮金闕，中丹田也。」《東醫寶鑑》引：「中丹田，藏氣之府也。」
下丹田	氣功學術語，三丹田之一，丹書中又常簡稱丹田，又別稱氣海。在臍下，具體部位說法不一。《抱朴子內篇·地真》謂「在臍下二寸四分」，《醫心方》卷二十七：「臍下三寸命門宮，此下丹田也。」又《東醫寶鑑》引：「下丹田，藏精之所也。」內丹家歷來重視下丹田，故有「五臟六腑之本」、「十二經脈之根」、「呼吸之門」等稱。

涉及很多部位。首先肚臍以下的部位始終在鼓動，帶動胸腔，最後通過嗓子發出來。而後人把肚臍以下這個部位叫做下丹田；把胸部正中，也就是兩個乳房連線的正中間叫做中丹田；把兩個眉毛中間，印堂這個位置叫上丹田。下丹田是藏精的，中丹田是藏氣的，上丹田是藏神的，所以

養生·先養精氣神

這三個丹田在發聲的時候和諧用力，實際上就是精氣神達到高度和諧的境界。

老子看出一個人的精、氣、神最旺盛、最和諧的時候就是嬰兒時期，人衰老的原因，就是隨著年齡的增長，外內在多方面的干擾，嬰兒時期的精、氣、神逐漸耗散掉。所以養生實際上就是要向嬰兒學習，要「復歸於嬰兒」，也就是要恢復到嬰兒那樣精氣神充足的狀態。

第二章

養精

「精」又可以分為先天之精和後天之精。

從父母遺傳而來，與後天生活習慣養成，

兩者共同塑造了人體之本。

可從道家文化中，來體察如何養精，

並且融入生活中，讓人更健康。

張其成這樣說

養生是一個系統工程。

養生，就是養成適合自己的生活方式。

凡事腳踏實地，與別人保持一致；凡事有主見，不庸俗不媚俗；不要使形體勞累，也不要讓心靈疲憊，這樣就能成為養生的主人。

華人養生文化是和合文化，精氣神從不分開來講。

儒、釋、道、醫等諸家講養生，也都是精氣神三者兼顧，不會偏廢其中任何一個。如果單就儒、釋、道三家而言，可以看出儒家偏於養氣，釋家（即佛家）偏於養神，道家偏於養精。這一章討論養精的問題，選取道家作為代表。

道家養精的核心理念在於「煉精」。道家養生的起手功夫從「煉精」開始，精是道家養生要用的第一味大藥，這個大藥從自身來，而非外求。很多人可能聽說過道家把養生分為四個次第，也可以理解成是養生的四層境界。第一個境界叫「煉精化氣」，道家認為達到這層境界時就可以養生去病；第二個境界叫「煉氣化神」，從道家書籍的記載來看，即使是長年修煉的道士，能達到這層境界的人也很少，按照內丹書的描述，如果修煉到這個境界，人就可以返老還童；第三個境界叫「煉神還虛」，第四個境界叫「煉虛合道」，這後兩個層次就更縹緲難求，最後是達到理想的神仙境界，這些不必討論太多，有一些境界可能

涉及宗教體驗，這裡不作評論，這一章主要是借鑑其基本觀念和一些合理方法。

配合這些境界，道家發展許多方法，宋代後又分出很多門派。整體看來，幾乎所有的門派、所有的方法都從「煉精」開始。不過，我要特別提醒的是：養精一定不是單獨的養精，道家養煉的每一步對精、氣、神三者都提出了相應的要求，這種思想用道家的術語說就叫「性命雙修」，其中「性」指的是煉形，「命」指的是煉神，白話文說來就叫「形神統一」、「形與神俱」，華人養生方法全在講此原則。

養精重在「煉」字

什麼叫「煉精」？

「煉」是火字旁，說明要用到「火」來燒、來烤。身體裡可以用「火」來燒煉的這個「精」的，究竟是什麼？既然「煉精」要用到「火」，身體裡的這個「火」又是從哪裡來的？是不是人「上火」了就可以「煉精」呢？這些問題都要釐清。

我們來看「精」是什麼？為什麼「精」要用「火」燒煉？「精」這個字，左邊是一個米字旁，右邊是一個青字。這個字最早的意思是一種精微的米，它所對應的另外一個字是「粗」。粗，就是粗糧、粗米；而精，就是精糧、精米。所以這個「精」字，最早是指一種精微的糧

食。人體的「精」又是什麼呢？人體的「精」如果要用一個符號來表示的話，就是坎卦。坎卦這個符號非常形象，它的上下是柔弱的，是虛的，像水，就是腎精，水當中有一個陽爻，有一個非常剛強的東西，這個東西就是腎中的真陽，也就是真陽之火，是生命的原動力。

坎卦

有許多書籍探討過腎藏精的問題，中醫學認為，腎是承載人從胎兒開始就形成，先天的生殖之精的臟器，這種生殖之精是構成腎精的重要部分。因為生殖之精管的是生殖繁衍，理論上這種精會一直綿延不絕地往下傳遞，亙古長存，不會中斷。那麼，這種屬性落實到每一個具體的人的腎精上，就很像神話傳說裡的那種會不斷增生的東西，雖然消耗完了，但只要留有種子，就會源源不斷供給人體需求。所以我們在保養腎的時候，就要注意不要讓腎精完全枯竭，也就是說要節制，不能消耗太過，要留有火種。

腎精在人的一生中都很重要，如果兒時腎精就不足，生長就會受到影響；如果年輕人腎精不足，很可能會影響生殖；而老年人如果腎精不足，則會加速衰老，髮易脫齒易落，還會頭暈耳鳴。「精」藏於腎，腎和其中所藏的

腎藏精

中醫認為，腎有貯藏精氣的作用。腎精是生命之根本，既是人體生長發育及各種功能活動的基礎；又是人體生命力的功能表現。

「精」都屬水。老子說「水善利萬物而不爭」，水的功能是「潤下」，它都是走向低處並且潤澤低下的部位。腎在人體的位置已經屬於下方，所以要潤澤滋養全身，光靠水自己往低處流必定不夠，所以要借助「火」的力量來燒煉「精」，使其升騰到高處，然後才可以溫養周身。

「精」又可以分為先天之精和後天之精。先天之精是從父母那裡得來的，身體成形之前它就已經存在；後天之精就是水穀精微，是由我們吃進去的飲食轉化而來。道家養生有一個核心理想，就是使人從後天的狀態返回到先天的狀態。道家認為，只有先天的東西才純淨，才能讓人健康長壽，並且能生出大智慧，能讓人達到至樂之境：最大和最根本的快樂。所以，要想辦法把吃進去的飲食、呼吸進去的天地清氣，這些後天的東西統統轉化成先天之物，這樣才能長壽。道家想到的辦法是用「火」來燒煉，把後天的東西燒煉成先天的東西。最後的目標是讓先天之精越來越充裕，先天之氣越來越充裕，先天之神也越來越強大，人也就健康、長壽、快樂、智慧。

先天之精的精華：天癸

先天之精裡有一個東西叫天癸，即是先天之精裡的火種。

「天癸」的「天」字的意思是先天的、天然的，也是第一位。古聖說「天一生水」，《尚書‧洪範》也說

天癸

1. 促進人體生長、發育和生殖機能，維持婦女月經和胎孕所必需的物質。來源於男女之腎精，受後天水穀精微的滋養而逐漸充盛。
2. 精氣的別稱。
3. 元陰、元氣的別稱。
4. 月經的代名詞。現極少用。

養生‧先養精氣神

「一曰水，二曰火」，意思相同：水是第一位的，是生命之源。無獨有偶，古希臘的第一個哲學命題也是「水為萬物的本源」。「癸」是什麼意思呢？「癸」這個字的小篆是這樣寫的（癸），漢字屬象形文字，從一個字長的樣子大致能推斷出意思，小篆「癸」字的形象就很像四面八方的水聚集到中央來的樣子。東漢許慎在《說文解字》裡這樣說：「癸，冬時，水土平，可揆度也。象水從四方流入地中之形。」所以，「癸」字就是指一種四方匯集而來的水。天癸也就是人體裡第一位的、本源的水。同時，癸還是十天干之一，傳統文化認為十天干能分別配以四方、五行：中央戊己土，西方庚辛金，東方甲乙木，南方丙丁火，北方壬癸水。天癸這個位置配的就是北方水，天癸就是天水，也就是先天的水。那麼天癸和腎精到底是什麼關係呢？剛才說過，「精」分先天之精和後天之精，而先天之精主要是在腎精；腎精裡有個具體的東西，這個東西就叫天癸。

天癸是《黃帝內經》提出的一個重要概念，《黃帝內經》認為人體五臟中腎為水，是先天之本，是生命的基礎。天癸是先天的，它存在於腎精中，是具有生殖能力的一種物質，當腎氣充足到一定程度，天癸將出現並有作用。腎精的眾多功能中，其中一個是主管生殖，而這個主管生殖的東西，就叫天癸。這種物質像四面八方的水一樣聚集在中央，表示水的充盈、精氣的旺盛，精氣充盛後方

想生育，直接補天癸是錯誤觀念

1. 天癸藏於腎精，無法直接補足。
2. 對中醫而言，所有問題皆是全方面的，須全面審視全身後，方得知如何補救。

有天癸。也就是說腎精的範圍較大，天癸的範圍較小，人可以沒有天癸，但不能沒有腎精。

天癸的作用，就是主管生殖，主管生育。按照中醫說法，有了天癸就能生育，如果沒有天癸，就不能。所以一個人沒有天癸時，照樣可以生活，只是不能生孩子。但是一個人不能沒有腎精，沒有腎精，這個人肯定就死了。現在社會晚婚晚生，很多夫妻結婚後想要生子卻很難受孕，有些人就想到既然天癸主管生殖，那就補點天癸好了，這麼想便不是中醫思維。首先，天癸沒辦法直接補，它是存於腎精，得透過調腎來使天癸的功能正常；其次，中醫思考問題不會這麼單一，如果不能生育，中醫會考慮很多因素，比如是不是肝的疏泄出問題？是不是腎的陽氣不足？是不是痰鬱氣滯等等。中醫不會說因為天癸管生殖就專治天癸，有時不是天癸本身的問題，而是其他的問題讓天癸受到影響。

天癸保養之道——女生篇

《黃帝內經》說女子到六七四十二歲時，三陽脈衰於上，所有的陽經都經過頭部，所以女子到四十二歲時，面皆焦，頭髮開始白。女子到七七四十九歲時，任脈虛，沖脈也衰少。任脈是一條經脈，「奇經八脈」之一。計二十四穴，分布於面、頸、胸、腹的前正中線上。「任」字，有擔任、任養之意。任脈為「手、足三陰脈之海」。

三陽脈

指的是陽明脈、少陽脈和太陽脈，在臉部陽明脈走額頭，少陽脈走頭兩邊，太陽脈走後腦。

痰鬱氣滯

痰鬱氣滯者，多因脾胃運化失常，水穀之濕生痰，痰氣鬱結於咽中，故見咽中梗阻，如有炙腐。乃七情鬱結，痰凝氣滯，上逆於咽喉之間而成。

養生‧先養

任脈起於小腹內，下出會陰，向上行於陰毛部，經腹，向上經關元等穴，到咽喉，上行環繞口唇，經面部，進入目眶下。沖脈（又名衝脈），奇經八脈之一，「衝」者「道路」也，有四通八達之意，為十二經之所注；《靈樞·逆順肥瘦》：「夫衝脈者，五臟六腑之海也，五臟六腑皆稟焉。」起源於小腹內起始，下出於會陰部，接足少陰腎經內股鼠蹊，出於足陽明經的氣沖穴，再沿腹部兩側，上達咽喉，環繞口唇。至幽門共十一穴——大赫穴、氣穴穴、四滿穴、陰交穴、中注穴、盲俞穴、商曲穴、石關穴、陰都穴、通谷穴、幽門穴，通行於先後天，乃十二經脈之匯聚，即所謂「十二陰陽經之海」。因起於胞宮，又有「血海」之稱。這個任脈的「任」字，還可以寫作女字旁的「妊」，兩字通假，可以互換。女字旁的「妊」是妊娠、懷孕之意。所以，女子十四歲時任脈一通，就能懷孕，到四十九歲任脈虛了，太沖脈也少，天癸衰竭，就不能生育。天癸是腎精當中專門主宰生殖的物質，天癸一竭，「地道不通」，「地道不通」就絕經，「故形壞而無子」。

　　《黃帝內經》認為女子是在七七四十九歲時絕經，現代女性是不是四十九歲時絕經呢？我曾問過很多人，現代女性的絕經期反而提前，有的還提前許多。這是需要重視的問題，絕經提前不就是早衰了嗎？現代人，尤其是上班族女性，衰老反而往前提，而不是推後。女性的更年期提

前是什麼意思？不就是早衰嗎？衰老的速度加快，衰老提前。這裡面的原因有很多，但是，其中有一個原因是最根本的。這個原因就是：你不會養精！

更年期其實每個人都會經歷，不論男女。我先在這裡教一個更年期保養的方法。按照中醫觀點，更年期是一個由盛轉衰的過程，有人很平穩地過渡、適應；有的人體內精氣神由盛轉衰時，陰陽氣血變化較大，身體狀態失調就會有些症狀。例如熱潮紅，突然覺得燥熱，即使寒流來襲也必須開窗吹吹風，十幾分鐘後燥熱過去，寒風吹過來又覺得冷得刺骨。有一些更年期的女性變得情緒容易激動，家裡要是有一個處於更年期身體狀態失調的人，對她本身和家人都是一個挑戰。

這時候你就特別需要知道怎麼養精氣神。首先，食用蛋白質豐富的食物，例如瘦肉、雞肉、魚肉、蛋、奶類，吃一些含鈣豐富的食物對女性很重要，如各種豆類、蝦皮、海帶等。接下來，吃東西的方法也很重要，雖然是同樣材料，營養足夠後，別過度調味，例如胡椒、乾辣椒、花椒，盡量少放，鹽也要控制。作為補充，新鮮水果可以多吃。生活方式也要調整，必須戒菸限酒，適度鍛煉也有必要，可以選擇慢跑、太極拳、八段錦等不那麼劇烈的方式。

是不是人到中年，只注重養精就夠了呢？當然不是，還要注意精神，這屬於養神，這裡也簡單說明。人到中

養生，先養精氣神

年，一定要保持穩定樂觀。更年期婦女更要正確認識自己的生理變化，解除不必要的精神負擔。最好根據自己的性格、喜好選擇適當的方式怡情養性。儘量透過自身意志的調節和控制，穩定情緒，保持樂觀，維持信心，度過短暫的更年期。女性更年期常會月經紊亂，也是女性生殖器官腫瘤的好發年齡，最好每隔半年至一年做一次體檢，包括子宮頸抹片檢查等，以便及早發現疾病，早期治療。

天癸保養之道──男生篇

男子的天癸是以八為週期，《黃帝內經》裡說「丈夫八歲」，這個丈夫是廣義的男子，男子八歲時腎氣最足。外在表現就是「髮長齒更」，頭髮長長，開始換牙，這是腎精足了就有的表現，因為腎主頭髮、主牙齒。二八十六歲時，男子來天癸，腎氣盛，外在表現是精氣溢瀉，也就是開始遺精。這時如果「陰陽合」，是指男女交合，就可以生孩子。到三八二十四歲時，男人「腎氣平均」，也就是發育到極點，這時「筋骨勁強」，筋是歸肝主管的，骨是歸腎主管的，叫肝主筋腎主骨，所以「筋骨勁強」也就是說人的肝氣足，腎氣也足。表現是什麼呢？就是長智齒，「真牙生而長極」。男子若二十四歲後才長智齒，說明發育得晚，這是好事，發育越晚，衰老得也越晚。天道就是這麼公平，讓你早熟，必定早衰，讓你晚熟，必定晚衰，這就是大規律。

到四八三十二歲時，這是男子的「黃金時段」，表現是「筋骨隆盛，肌肉滿壯」，就是肝氣足、腎氣足，肌肉也滿壯。「肌肉滿壯」是什麼含義？我們先回答一個問題：在心肝脾肺腎五臟當中，肌肉是誰管的？肌肉是由脾主管，「肌肉滿壯」意味著脾氣也足。所以，男人生育的最佳年齡是三十二歲，因為這時是男子精氣神最足的時候，一過了三十二歲也就開始衰。男子過了三十二歲，陽氣開始先衰。到了五八四十歲的時候，腎氣也衰，「髮墮齒槁」。到了六八四十八歲時，三陽脈衰了，所有的陽氣都衰竭於上，前面說過所有的陽經都循行到頭部，中醫說「頭為諸陽之會」，頭是各種陽氣聚會的地方，三陽脈一衰就表現出面焦、髮鬢斑白。六八四十八歲時還有一個現象叫「老花」，人到這個年齡一般就開始出現老花眼。反過來說，如果過了四十八歲，還沒有老花，一般來說就不會老花。到七八五十六歲時，肝氣也衰，筋骨活動能力也下降，因為肝主筋，肝氣一衰，筋的活動能力就弱了，手腳就不靈便。男子七八五十六歲時「天癸竭」，精少，腎臟也衰了，形體也容易疲勞，這叫「形體皆極」。但是要注意，女子是七七四十九歲時「天癸竭」，而男子是七八五十六歲時「天癸竭」，但是這時雖然「天癸竭」，但是天癸還沒有盡，女子一直要到四十九歲時，男子則是六十四歲，天癸才盡。男子八八六十四歲時，則「齒髮去」，牙齒、頭髮都掉了，「五臟皆衰」，心肝脾肺腎都

衰了，「筋骨解墮」，「天癸盡」，沒有天癸，髮鬢也斑白，身體也沉重，筋骨鬆軟重墜，走路也不穩，不能生育了。

我上中學時有一個同學外號叫「八八」，為什麼叫他「八八」呢？因為他老爸是六十四歲時生他的，所以我們叫他「八八」。這是不是和《黃帝內經》說的不符合？男子不是八八六十四歲之後都不能生孩子嗎？這不是絕對的，不是一定就不能生孩子，有的人七十歲，有的人八十歲，有的人甚至九十歲還能生孩子，這是怎麼回事呢？《黃帝內經》裡記載黃帝對這種現象也很好奇，他曾經問過岐伯這是什麼原因導致？岐伯回答：這是因為腎氣沒有竭，天癸還沒竭，只要天癸還沒有衰竭盡，就能生育。

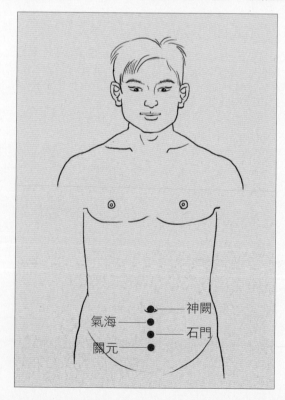

男子養腎氣之法

1. 搓揉雙掌至發熱。
2. 將發熱的手掌按在腰部命門穴。
3. 上下按摩命門。

＊必須早晚各做一回，一回約一百次，且須持之以恆。

那麼，男子應該怎麼養腎氣呢？這裡我也介紹一些簡單的方法，先把兩隻手掌對搓，一直搓到兩隻手掌發熱，然後趁手掌溫熱時把手掌按在腰部命門穴，還可以接著上下按摩命門。養生貴在堅持，養精養氣養神，都是一樣，貴在堅持，我經常說「吾道一以貫之」，就是要堅守一個道，堅持不懈。這個方法如果能堅持每天早晚各做一遍，早晚都做個一、二百次，那肯定養腎氣，就看你能不能堅持。當然還得配合養精存神，這些都要持之以恆，這才是真正的會養生。

養精「四少」，神仙可了

　　總結華人先哲關於人體生命的認識，精、氣、神三個概念是核心，而在《淮南子》中的提法則是「形、氣、神」，其實思想是一樣的，形就對應於精，指有形的、偏物質層面的東西。

　　以今日的養生來說，大多數人首先想到的全都是形體方面的問題，關於具體臟器怎麼調養，能首先想到的手段也全都是外在的，例如吃什麼、喝什麼。其實這些都歸屬於養精，養精就是解決外在形體層面的問題。

　　中國佛教協會會長一誠大師說了一句令人深思的話：現在的人都是撐死的，而不是餓死的。實際上，大捨才能大得，可人們往往難以做到，一旦做到了，那是最大的智慧。養生如此，做事情也如此，什麼都要往回抓，最

命門

命門出《針灸甲乙經》，屬督脈，位於第二、三腰椎棘突間。

判斷健康狀況簡易法

1. 體力充沛。
2. 處事樂觀。
3. 善於休息。
4. 應變能力強。
5. 對一般感冒和傳染病有一定的抵抗力。
6. 體重適當。
7. 眼睛明亮。
8. 牙齒清潔。
9. 頭髮光潔。
10. 肌肉、皮膚有彈性，走路有彈性。

養生，先養精氣神

後往往抓不住。人要懂得放下，懂得捨去一些欲望，知道「損之又損，以至於無為」。有了這個心態，你就知道怎麼養形，懂得怎麼養精。

身體之所以會生病，不再是因為生活物質匱乏，而是因為我們與生活中物質的關係出了問題。就拿最關心的問題來說，「你『會』吃東西嗎？」反映的就是人類和食物的關係出了問題。對於今日養生來說，不在於你吃了什麼，而在於你沒吃什麼。因為今天你想吃什麼是件很容易的事情，相反，讓你抗拒美食誘惑而不吃什麼，反而是件很困難的事情。

美國學者研究發現，人類天生就喜歡脂肪等高熱量食物，這個偏好是基因決定的，因為在幾百年前，人類要想獲得食物需要耗費很多的能量，身體必須要學會儲存能量。人類社會的科技發展太快，現在不需要耗費那麼多的能量就能獲得高熱量的食物。人和食物之間的關係有變化，可是生物進化的速度遠遠趕不上這種變化的速度，我們還是一個傾向於多多儲存能量的身體記憶。研究還發現，大多數人往往傾向於低估我們身邊食物所含的能量，不知不覺中就吃進了比身體所需還多出很多的食物，於是肥胖、心血管疾病、糖尿病等問題接踵而來。

如果從養精的角度來說，古人說養精有「五要」：一曰寡欲，二曰節勞，三曰息怒，四曰戒酒，五曰慎味。所以，古語說：「口中言少，心頭事少，肚中食少，自然

睡少，依此四少，神仙可了。」所以想要養精，首要要訣就是「少」字，在今日尤其有道理。其中養精「五要」中的戒酒、慎味，中醫認為酒能動血，人喝完酒後會臉紅發熱，手腳也會發紅發熱，這就是因為酒催動血在體內奔騰，這樣就會讓好不容易積累的精又變得稀薄，所以中醫主張戒酒，尤其是那些「血氣既衰之人」，這種人氣血不足，稍微喝點酒就會面紅耳赤，稍微活動量大一些也會面紅耳赤，氣喘吁吁。正如現在很多人認為，中醫確實認為飲食可以補精。不過中醫從來沒有說猛吃、多吃是可以補精，相反，中醫認為肥甘厚味、刺激性的食物不能補精，只有「恬淡」的食物才能補精。哪些食物才是「恬淡」的呢？有兩條原則可以判斷：第一是不論葷腥，都用淡煮的方法來烹飪；第二是五穀都屬於恬淡的食物，尤其是用五穀煮粥時，最後中間結成一團、很黏糊的粥，中醫認為這個東西是米的精華凝聚而成，最能補精。

養精食物原則

1. 烹調方式須清淡。
2. 多吃五穀。

養精三不：不要等、不要亂、不要耗

現代社會有許多高血壓患者，心血管疾病與糖尿病也是台灣社會許多人的隱憂。現在的狀況是：一方面慢性病確實越來越多，另一方面，人們又強烈地感受到「生病是一種負擔」。還有一個現象也讓人憂慮：慢性病患者年齡下降。

「忙一盲一茫」是一個現代「流行病」，伴隨而來

養精三不

1. 不要等。要立刻開始養生，不要等疾病發生。
2. 不要亂。理解身體問題，切勿亂投醫。
3. 不要耗。生活要有所節制，任何行為切勿過度。

養生，先養精氣神

057

的一個典型症狀就是「累」。許多上班族都很「累」，忙和累反而給自己找來新的麻煩，為健康埋下隱憂。有些人已經嘗到惡果——身體累垮了。怎麼解決這個問題呢？我總結了三個「不要」：不要等，不要亂，不要耗。第一不要等。現代人健康的最大的錯誤就在「等」，沒病的等得病，有慢性病的等復發，病復發了的等等看它自己能不能好轉……養生真的不能等，要早早開始慢慢來，三十歲左右就要開始關注，一定要養成健康的生活方式。一旦不舒服，不要等，不要諱疾忌醫，一定要及時治療。

第二不要亂。現在很多人病急亂投醫，投對了醫，算運氣好，投錯門，投了「偽醫」就堪憂。病急亂投醫這個現象從古至今一直存在，高明的醫生又很少，確實很難找到合適的醫生。醫療管理上有一個類似的詞叫「過度醫療」，是指醫療機構或醫務人員違背臨床醫學規範和倫理準則，不能為患者真正提高診治價值，只是徒增醫療資源耗費的診治行為。現在看來，過度醫療問題很多時候是由於患者有很強烈的「病急亂投醫」心理造成，小病可以找診所，卻一定要到醫學中心，自然花費較鉅。

第三不要耗。精氣神都經不起沒有節制地耗損，尤其是精，更不能沒有節制地消耗。因此養精中有很重要的一條叫「節欲保精」，我們這裡偏向於講保腎精，因為在中醫看來，腎精是五臟六腑之精的根本。節欲保精實際上是生活方式方面的有節，這點很重要。

節欲不等於絕欲，而是要有所節制。道理非常簡單，因為腎藏主精。精，必須收藏住，精是生命的物質基礎，不能隨便耗散掉。有一句話叫「色字頭上一把刀」，「色」這把「刀」在中醫上叫「破骨之利斧」。這把「刀」是砍什麼東西的呢？砍你身上的骨頭。因為縱欲之後，腎精就衰，腎主骨，所以說縱欲是「破骨之利斧」。節欲保精，就是要節制欲望，無論是儒家、道家、佛家，還是醫家都強調過這一點。尤其是年輕人，年輕的時候縱欲過度，會影響到老年。很多人就問我：「張老師，那一個星期幾次（房事為宜）？」這個要因人而異，而且要因人的年齡而異。但是有一個大標準，從兩個方面來說，一個是身體，一個是心理。以身體的舒適、心理的愉悅為度，這樣子就不錯，否則就是太過。當然這個問題比較複雜。

　　中醫還講，到冬天的時候更要收藏，不宜行房事。於是很多人又問我：「張老師，（如果冬天不行房事）那人生還有什麼樂趣？」這種想法也很有意思。中醫也沒有說冬天要禁房事，而是要節制房事，房事別太「狠」，應該等身體暖和後再開始，時間最好選擇夜晚入睡之前，結束便可安然入睡，選擇清晨發生性行為，就弊多利少。有的人到冬天會比較怕冷，手腳冰涼而且不容易暖和，腰痠腿軟，精神不足，大便稀溏或容易腹瀉，甚至下肢或眼瞼水腫，有這些情形的人冬天尤其要節制房事，因為這些症狀

屬於腎陽虛，冬天陽氣閉藏，房事活動需要耗費陽氣，所以要節省陽氣，節制房事。

四季房事養生

春季	春季，人也應和萬物一樣，勿使思想意識和身心活動受到任何壓抑，應讓其充分地發生，儘量使身心保持一種暢達的狀態。此時，房事次數應當較冬季有所增加，至少不對其加以過分的制約。這樣才能有助於機體各組織器官的代謝活動，增強生命的活力。
夏季	人們也應該心情愉快，使體內的陰陽不受任何阻礙地向外宣通發洩。因此，此季房事亦應是隨其意願，不過度約束，使機體在「陽氣浮長」之際，保持茁壯旺盛之勢。需要注意的是，大熱天氣，人體臟腑功能相對減弱，暑氣易進入人體陽氣，此時房事應適量減少。
秋季	秋季天氣轉涼，萬物蕭瑟，人也該寧神靜志，收斂精氣。此時性生活應加以收斂，克制欲望，減少性生活的次數，使體內的陰陽不再向外發洩。
冬季	百蟲蟄伏，陽氣藏封。此時，人們的性生活要加以嚴格控制，盡可能減少性生活的頻次。如果在此季屢屢恣情，頻頻縱欲，則容易導致氣弱腎虛，難免於病。

總之，忙和累與養精直接相悖，古人養精「五要」中的「節勞」，主要就是指不要勞累過度，以免耗血傷血。中醫認為精血同源，耗血過多也會傷精。人的很多活動都要消耗血，所以要有所節制，比如用眼過度、用耳過度、思慮過度都會耗血傷血，所以都應當避免。

子午卯酉按摩養先天之精

人一輩子最需要善待和呵護的財富只有兩個，第一個是健康，第二個是人際關係，其他的所有財富都得靠這兩個來支撐。呵護好這兩筆財富都需要找對「靠山」。健康的「靠山」是什麼？從道家的視角看，人體健康的「靠山」是元精、元氣、元神，人若沒有了這些，生命都無法存在，更何談健康。

元精順著後天規律排出就可生人，針對這個方面的養生方法就是我們前面談到的「節欲保精」，減少消耗。元精逆向先天滋養就可以成仙，逆向先天就要用到道家說的「煉精」。而元氣、元神，則需要經過元精的長久養育，才能圓滿。元精好比是土壤，元氣好比是養分，元神則好比是植物，所以，養元精又成為重中之重。中醫學也總結一套保養元精的方法，例如按摩保精。可以透過經絡按摩來保養腎精和元精。穴位按摩很簡單，重點是兩個穴位，第一個穴位是下丹田，中醫叫關元穴，第二個穴位是命門穴。怎麼按也非常重要，不是用拇指來按，而是用勞宮穴來按。因為勞宮穴是心包經的穴位，心包經和心經的功能基本相似，所以心包經也可以藏神。

按摩時一般是站著，兩腿分開，左腿往外邁半步，兩腳開立，兩膝微微彎曲，不要完全直立（坐著也可以）。含胸，收腹，挺背，頭正，頸鬆，下頜內收，低頭，舌抵上顎（舌頭抵住上牙齒的根部）。然後，左手為陽，右手

勞宮穴

手厥陰心包經。在手掌心，當第二、三掌骨之間偏於第三掌骨，握拳屈指時中指尖處。

養生，先養精氣神

061

為陰。關元穴在任脈上，任脈為陰。命門穴在督脈上，督脈為陽。按摩的時候按照陰陽成對出現的原則，所以通常用左手在前按摩關元穴，右手在後按摩命門穴。前面的左手直著按摩，後面的右手橫著按摩。

前面的手對準關元穴（肚臍下三寸），當然這個說法有三種，一種說下丹田是臍下一點五寸，一種說是臍下二點四寸，但一般的認為是臍下三寸。找關元穴時不能用尺來量，而是用自己的手來量，中醫把這個方法叫「同身

按摩養先天之精

1. 左腿往外邁半步，兩腳開立，兩膝微微彎曲，不要完全直立。含胸，收腹，挺背，頭正，頸鬆，下頜內收，低頭，舌抵上顎（舌頭抵住上牙齒的根部）。
2. 左手在前直的按摩關元穴，右手在後橫著按摩命門穴。
3. 四指併攏，整個手掌來按，以六的倍數按六十次或一百二十次。
4. 順時針、逆時針各做同樣圈數的一輪。
5. 以子、午、卯、酉這四個時辰按摩最佳。

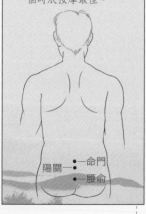

陽關— —命門
•腰俞

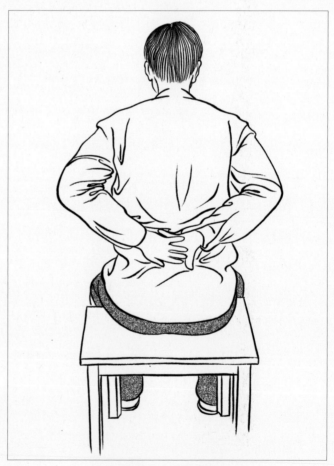

按命門時，手掌橫放

寸」，也就是把手掌的四指併攏，沿著四指的第二個掌指關節從上到下的距離就是三寸。手掌為什麼要直著放？因為這樣就把那一片的穴位全部蓋住，勞宮穴對準下丹田，然後往上基本上能夠蓋住神闕穴（肚臍），手掌下這一片還有好幾個穴位，其中一個叫氣海。後面的手橫著放，除了覆蓋住命門（怎麼取穴呢，很簡單，肚臍眼正對的後方，這個位置就是命門），同時也把命門旁邊的腎俞穴（命門的兩側，旁開一點五寸）也蓋住。

按摩的時候是以勞宮穴為圓心，順時針按，這時要把所有意念集中在這兩處。按摩多少圈？一開始可以按照六的倍數按，比如六十次、一百二十次，一般來說要做六十次較好，然後逆時針按同樣圈數。按摩完後，這一帶將微微發熱，保持這些地方始終發熱即可。按摩這兩個穴位都是養元精的，一定要注意堅持，要經常做，一天一次，以子、午、卯、酉這四個時辰按摩效果最佳。

「內煉築基」養精法

有很多人是病過之後才開始珍視健康，開始重視「健康理財」的。這一方面是因為看病太花錢，而另一方面是因為工資沒漲，而稅在漲，物價在漲，所以錢總不夠花，讓人很著急。

人都是握著拳頭而來，又都是撒手而歸，到頭來財富金錢都抓不住。其實人一生的過程很簡單，就是從零到

一，再從一到零，所以人要懂得不斷地歸零。有些人說：「張老師，我不是老闆，還沒有那麼多財富，還得忙著生活，沒法做到『歸零』。」確實如此，很多人的生活狀態仍然依賴著金錢和財富，但是如果思考方式沒有變化，這種依賴狀況是很難有所改變。華人高明之處在於還有一種「內求」的思維，例如「家財萬貫不如一技傍身」，華人對「坐吃山空」有一種本能的恐懼，大多很勤勞，有工作心裡才踏實，這是一種非常務實的態度。

往內求是一個充滿智慧的思維，在這方面要觀察道家養生。古時華人總有一個夢想——長生不老，於是就開始想辦法達到這個目的。開始的時候也是外求，例如秦始皇派徐福出海去求神仙不老藥，後來還有一些皇帝也去找靈丹妙藥，煉外丹、吃外丹。結果據統計，中國歷史上有二十多位皇帝吃了外丹仙藥而死。我們發現如果想養生長壽靠「外求」這條路子並不行，煉出來的「仙丹」非但不能延年益壽，反而成了催命毒藥。所以，養生還得靠「內求」，養生真正的上等藥物，恰恰是自身體內的精、氣、神。

整部《黃帝內經》都是在告訴我們：健康靠「內求」，告訴每個人都要關注自己，生命就在自己手中，生命更在自己的內求，光靠外求不能健康長壽。現代人為什麼對「內求」這麼陌生，馬上想到吃藥？

現代人不「內求」的原因歸結為三個「不」：不願意

內求，不敢去內求，不屑於內求。

第一是不願意內求。不願意內觀，不願意內煉，為什麼？因為內求太困難，我們的眼睛生來就是往外看的，往裡看能看到什麼？往外看多容易，往裡看太困難了。內煉也很苦，買藥來吃多簡單，又何必要那麼辛苦地修煉呢？可是請大家想一想古代養生大家、歷代高壽長者，以及歷代的名醫、大德、高僧、高道，哪一個不是「內求」、「內煉」的。例如李時珍就說經絡是「內景隧道，唯反觀者能照察之。」

第二是不敢內求。自己「內求」，靜下心來往裡看，一閉上眼睛往裡面一看，黑黑的，什麼都沒有，很容易出現幻覺。心中緊張，就害怕、恐懼，所以不敢「內求」。第三是不屑於「內求」。總是覺得「內求」是虛的，還不如買點藥來吃，藥物是實實在在的，吃了之後就有反應。「內求」要自己鍛煉，自己調理自己的經絡、臟腑、氣血。可是，這些東西存在嗎？煉了之後有效果嗎？一旦看不見，一旦沒有立刻的效果，馬上就否定它。

具體怎麼「內求」？這裡只介紹道家方法。第一個步驟：百日築基，然後接著「內求內煉」才能進入到道家養生的第一重境界「煉精化氣」。一般而言，「百日築基」屬於道家內丹養生修煉的基礎性練習，往往要花一百天，就好比建築高樓首先要打好地基，要經過一百天，所以稱「百日築基」，又稱為「百日立基」。其實不一定每

養生‧先養精氣神

個人都需要「百日」，有的人可能長一些，有的人可能短一些。道家內丹養生認為人初生的時候，本是陰陽合一，天理渾然，四相和合，五蘊皆空，一性圓明，自閑自在，雖然有眼、耳、鼻、舌等感覺器官，卻還沒有色、聲、香、味等主觀判斷和認知。隨著人逐漸長大，世俗欲望也日漸開化，道家認為人這時就由先天之「明」化為後天之「昧」，轉為識神用事，六賊顛狂，眼貪五色，耳貪五聲，鼻貪五香，舌貪五味，變成一派「外求」氣象。內丹修煉養生就是要人返回到恬淡虛無的狀態，要迴光返照，使元神再現。所以要經過「百日築基」，讓精氣神自然充足，於是腎中真陽自然而然就開始生長，腎屬水，所以這種真陽又叫「水中真火」。

築基，其功成標誌為氣通任督。此後，便進入後天返先天狀態，一切有為之法皆不存在。社會上流傳的文武火煉精、采大小藥等有為之法，均屬似是而非。道家氣功的修煉，猶如蓋大樓一樣，也需要築基，這裡指的築基主要是兩個方面：一是要以所選功法的要求，在明師的指點下，煉精化氣（男）、煉血化氣（女），以堵漏失；二是用精、血化氣後形成的體內真氣（生命能量），去疏通、修補身體的病變。大部分在築基階段，都要經歷得氣、行氣、疏通和衝擊四個過程，百日築基，無論從修煉入門到康復疾病都是非常關鍵的一步，在這一階段的修煉中，氣沖病灶（找病、翻病和退病的過程）是修復已漏之身的必

經之途、是築基階段不可分割的一部分。只有透過這一步，疾病才能康復，繼續修煉才有了根基。

築基期「內煉」的目標是要填虧補虛，煉好身體的精、氣、神三味大藥，把三味大藥煉養得充盈，達到精足、氣滿、神旺的「三全」境界。而這個過程中最關鍵的又在於要「煉己」，也就是要把自己思想上的雜念塵垢拂拭乾淨，一塵不染。「煉己」的過程就是築基的過程。「煉己」的方法是斷除聲色，省卻應酬，使耳目歸於清淨，雜念消於未萌，收視返聽，清心寡欲。這些「內求內煉」的功夫十分重要，如果在這個階段稍有雜念加入，就不能達到精足、氣滿、神旺的「三全」境界，按照道家的說法就「流於外道」，不能進入下一步的養生境界。

「置鼎安心」養精法

如果僅僅是生病後開銷過大，讓人焦慮恐懼，相對來說還算容易解決。因為只要你明確地保證一定讓人不生病或者不花錢、少花錢就能治好病，不管這個保證多麼禁不起推敲，都能化解人們的焦慮。但是，生活不是只有一個問題，尤其是華人，其中任何一條線上出問題都會導致焦慮、恐懼。最深入骨髓的一條就是：華人很戀家，華人把對家的眷念變成對房子的眷戀。於是為了能夠擁有一個被叫做「家」的地方，注定要背房貸，個人之間的差別也僅僅在年限的長短。

養生，先養精氣神

防止五更泄

1. 睡前坐在床上，自然垂足。
2. 憋住氣，舌頭抵住上顎。
3. 目上視，收緊肛門。
4. 收緊肛門，用手摩擦兩腎俞穴，各一百二十次。

腎俞穴

腎俞穴位置在第二腰椎棘突旁開一點五寸處。經屬：足太陽膀胱經。

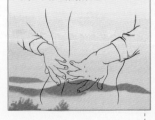

人總是想著要「房子」，活著的時候想要，死了也要，其實在哲人的眼裡，人從泥土裡來，最後又歸於泥土，房子又能裝得住什麼呢？或許正因為這個世界什麼都不屬於你，才那麼渴望有一個房子的空間。這種關注房子，但是歸根到底是求安心的思路，在道家養生學說裡，反映在對身體的看法上。

身體被看成是「爐鼎」，是養生時「煉精」「煉氣」「煉神」的場所，煉養過程中「安爐設灶」很重要，但是更重要的是要安心，心不安靜下來，「爐灶」無論如何也安穩不下來。一個行之有效的養精功法就能很清楚地看到這一點，這個功法很多古人都推薦，最推崇它的要數明代的高濂。高濂這個人非常了得，詩詞歌賦，鑒賞文物，無所不涉；琴棋書畫，茶酒烹調，無所不通。通醫理，擅養生，寫過一本非常著名的養生專著《遵生八箋》。高濂有一段時間身體不好，總是「五更泄」，凌晨時肚子痛，總要起來上廁所，大便稀溏，拉完就不痛。高濂一個朋友原來也和他一樣有這個情況，後來這個朋友自己調理好了，高濂很好奇就找一天，特意去拜訪，向朋友請教這個小訣竅。朋友告訴他說：「我小叔子得到過高人的傳授，每天睡覺前坐在床上，解衣垂足，憋住氣，舌頭抵住上顎，目上視，收緊肛門，用手摩擦兩腎俞穴，各一百二十次，當然越多越好。做完馬上就睡覺，我這樣做了三十來年，受益匪淺。」後來高濂還把這個方法告訴給家裡的老人，老

人做後效果果然很奇妙，以後他又告訴很多親朋好友，都收到很好的療效。

飲食養精五字訣

飲食方面只要記住一個字：節。節就是節制，食飲有節，具體地說，還要遵循下面五條原則。

第一條原則，就是要「少」。中國國醫大師裘沛然養生的第一條就是少吃。我的一位同學，已經三十年沒見，他現在當了官，前不久我們見面時他對我說，他有糖尿病、高血壓、高血脂。我問他這麼多病，身體怎麼辦？他說開始時，一是吃藥，二是運動，但是他又說吃藥和運動對他來說一點意義都沒有，吃了很多藥，西藥中藥都吃，也沒少跑步、運動什麼，但是各種指數就是下不來。我問他現在怎麼樣，他說現在還不錯，所有的指數都控制住，他說晚上不吃飯。一開始那幾天身體不適應，渾身都覺得不舒服，過了一個禮拜之後，身體感覺越來越好。這叫過午不食，佛家講究過了午時（指上午十一點至下午一點）就不吃東西，這個很重要。他有時候晚上有應酬，只好喝一點酒，吃一點素菜，第二天就又不舒服。所以說很多病都是自己吃得多引起的，要做到吃得少，不要怕吃得沒有營養。每個人的身體狀況都不一樣，營養夠不夠，飲食構成合理不合理，現在都有辦法評估，實在不放心的話，不妨去找營養科醫生詢問。

養生，先養精氣神

酸性食物、鹼性食物

不是含鹼性就是鹼性食物，而是指食物被人體吸收之後，分離出來的離子，如果是以金屬離子為主，那就是鹼性食物。

如果是以非金屬離子為主，那就是酸性食物。鉀、鈉、鈣、鎂這些屬於金屬離子，磷、硫、氮這些屬於非金屬離子。

第二條原則，就是要「雜」，《黃帝內經》說得很簡單：「五穀為養，五果為助，五畜為益，五菜為充。」五穀、五果、五畜、五菜，雖然它們各有特指，但所有的食物都是按照五行：木火土金水分成五類，用味道來分，就是酸苦甘辛鹹，用五性來分，就是寒熱溫涼平五類，具體地說就是要吃得雜，什麼都吃一點。我們人體實際上有一種自我選擇的能力，我們體內缺什麼東西了，他就特別想吃這個，那我們就去吃。當然啦，除了一些特殊的病徵，比如說糖尿病特別想吃糖，那你就要適當地控制。雜，有三個意思。葷素搭配，以素為主；粗細搭配，以粗為主，粗糧和細糧搭配，但是以粗糧為主；酸鹼搭配，以鹼為主。

如果你還覺得難以區分，那麼我再教你兩句話。第一句，除了牛奶以外的動物類食物絕大部分是酸性；第二句話，除了米麵以外的植物類食物絕大部分是鹼性食物。也就是說，牛奶不是酸性食物，米麵不是鹼性食物；研究說明得癌症的人，基本上都是酸性體質，所以有人就說不能吃酸性食物。這個觀點並不正確，有些所謂「養生專家」又說，不要吃鹼性食物，也是不對的。酸性、鹼性食物我們都要吃，但鹼性食物我們多吃點，酸性食物少吃點，總之還是要「雜」。

第三條原則，就是要「淡」。「淡」有三個意思：第一個意思是少鹽，人一天鹽的攝入量應該在六克以內；

第二個意思是少油，人一天油的攝入量應該在二十五克以內；第三個意思是少糖，人一天糖的攝入量應該在二十克以內。這些都是常識，如果能做到這三點就做到「淡」。研究發現，鹽吃得多的人血壓高，如果鹽的攝入量長期超過六克，每超過二克，血壓就會升高兩個毫米汞柱，所以要注意控制鹽，少鹽，少油，少糖，三少，這就叫「淡」。

飲食五大原則

1. 少。吃得少。
2. 雜。什麼種類的食物都要吃。
3. 淡。調味與烹飪方式要清淡。
4. 溫。不吃太燙、太冰或者是高熱量的食物。
5. 慢。進食速度要慢。

第四條原則，就是要「溫」。溫有兩個意思：第一個意思是不要吃太燙、太涼的東西，而是吃剛好溫熱的東西；更重要的是第二個意思，那就是要吃低熱量的東西，千萬不能吃高熱量的東西。當然，什麼食品低熱量、什麼食品高熱量是相對而言的，蔬菜類和肉類相比，當然肉類的熱量高；但就肉類相比，紅肉的熱量比白肉的熱量高。另外，做法不同，熱量也不同，例如同樣是一種肉，烤、炸、煎的，熱量就高，蒸、煮、燉的，熱量就低，所以說養生食品，都適合燉、蒸、煮。德國一項研究表明，老年人想延年益壽，光靠吃營養品是不夠的，營養品和一些養生的食品是需要，但最主要的是吃得少，吃的熱量低。

第五條原則，就是要吃得「慢」。我問過很多胖的人，我問他你吃得多？他說我吃得不多。我說那你肯定吃得快。他說對了，我吃得特別快。我說吃快了不好，一定要吃得慢。結果有一個人過了好幾個月以後跟我說，張老師，你說那個吃得慢，對我來說太難了，我怎麼都慢不下

養生，先養精氣神

來。我說那你找一個人陪你吃飯，一邊吃飯，一邊聊天，你們說這個方法好不好？當然不好了！孔夫子怎麼說，食不言寢不語，做任何事情都要專一。好，在飲食上做到這個五個字就可以，千萬不要去挑，一聽這個專家這麼說那個專家那麼說，那你沒辦法吃了，吃是很重要，但不是最重要的。

第三章

養氣

不管你的人生理想是什麼，一定要把健康加進去。

習慣了，是一句任性的話，不要讓任性毀了健康。

愛笑的人，運氣一定不會太差；

愛動的人，身體一定不會太差。

張其成這樣說

　　華人文化的基本結構為「一個中心，三個代表，兩個基本點」；「一個中心」就是「易道」，「三個代表」是儒、道、佛，「兩個基本點」是「修心」和「開智」。管理不僅僅是講技術層面的管理，更是講心靈的管理，也就是「修心」；養生，也不光是技術層面的養生、物質層面的養生，更要把握住養生的核心。養生的核心在哪裡？核心就在「心」。在心靈層面的領悟，在修心開智，養精、養氣、養神概莫能外，都是在修心開智。就儒、道、佛「三個代表」而言，儒家偏於養氣，釋家（即佛家）偏於養神，道家偏於養精。

　　這一章主要討論養氣，選取儒家作為代表。我多次反覆申明：養生一定要走「正道」，同時還要知道華人文化的「正道」，通常不會是一條直線，按照華人的思考模式，做什麼事情多數以曲線前進。看太極圖裡的「S」曲線，在這條線上陰陽是最平衡的，所以沿著這條線走就對了。想走直線，走不通、一走就錯；養生也是，很多人心急，想抄近道，走直線，一想到養生就想到吃，一提養生就想到鍛煉或別的，這是直線思維，不符合華人的曲線思考，往往會出問題，偏離了養生的「正道」。

儒家養氣養的是「浩然之氣」，這是一種氣度，一種「大人」的氣勢，這股氣頂天立地，是一種清氣、正氣。什麼叫「大人」？《易經》：「夫大人者，與天地合其德，與日月合其明，與四時合其序，與鬼神合其吉凶。」「與天地合其德」，天地的「德」什麼？《易經》：「天行健，君子以自強不息」，天德是「健」，君子身上能與天德相合的品德就是自強不息；又說「地勢坤，君子以厚德載物」，地德也就是坤德，坤德為順，君子身上能與地德相合的品德就是厚德載物，如果能與天地合德，那你就會諸事順利。套一句孔子在《文言傳》拍「大人」馬屁的現成話，詞曰：「先天而天弗違，後天而奉天時。天且弗違，而況於人乎？況於鬼神乎？」

儒家養氣的功夫相當系統化，總結內容後，提煉出一個核心概念：修。儒家說「一是皆以修身為本」，養氣歸根究柢還是要回到修養。講養氣就想到呼吸，呼吸很重要，但是僅僅講呼吸並不全面。呼吸法容易學，但是當你生氣時，還會用呼吸法嗎？疼痛時、鬱悶時還會用嗎？養氣的核心功夫在一個「修」字，是要修出涵養氣度來，養氣功夫的次第是修身、齊家、治國、平天下，從解決「關係」問題起手。

「氣」的來源

人體身上到處都有「氣」，人一旦沒有「氣」，就

養氣

1. 以儒家為代表。
2. 外在，練呼吸。
3. 內在，修身養心。

「氣」是什麼？

簡單地說：就是生命的一種能量。

養生・先養

075

「斷氣」了。在人體而言，「氣」按照不同的來源、不同的部位、不同的功能，又可以分成各種各樣的「氣」。《黃帝內經》以及整個中醫學，皆是在討論「氣」，「氣」就是中醫學的本體。西方醫學以及科學建構在原子論的基礎之上，而華人的中醫學乃至科學則是建立在元氣論的基礎之上，想要學習中醫學養生乃至養生大道，首先要清楚的就是這一點。

　　「氣」有三個來源，一個是從父母親遺傳來的先天之氣，也叫元氣；一個是從吃的糧食、水穀精微等營養成分中產生的能量，也就是後天之氣；第三個來源就是自然界中的清氣，清氣也屬於後天之氣。自然界也有濁氣，濁氣作用於人體就是「邪氣」，會使健康受到傷害；一般說的「氣」是「正氣」，「正氣存內，邪不可干」，人體內存有「正氣」就不容易被「邪氣」侵襲，而這種「正氣」的其中一個來源就是自然界的清氣。

　　「精」字有一個米字，「氣」字也有一個「米」字，「米」是一種物質，一種精微的物質，這說明「氣」也是一種精微物質。「氣」字在甲骨文裡面，實際上就畫成三條橫線，這三橫分別代表自然界中的雲氣、霧氣、露氣，三者都是看得見，但又不是很清楚的一種狀態，叫氣態。後來「氣」漸漸地越來越抽象，慢慢變成一種無形的東西，「氣」實際上是介於「精」和「神」之間的一個狀態，是介於有形和無形之間的東西。

氣的分類

1. 先天之氣，來自父母，也稱為元氣。
2. 後天之氣，又分從飲食來的，以及從自然界而來的清氣。

關於「氣」是什麼的說法還有很多。有人說「氣」是構成生命的最小的、最原始的物質；有人說「氣」不是一種物質，是一種功能；也有人說「氣」就好比是一種訊息……現代科學往往從物質層面來考慮「氣」是什麼，於是採用了聲、光、電、熱、磁等各種方法來研究，但是「氣」究竟是什麼，還是不知道。現在通行的說法是：「氣」用是維持生命活力。精是能看得見的，基本上呈液體，而「氣」是一種氣態的東西，是看不見的。

「氣」既是維持人的生命活力的物質，又是人體各臟腑器官活動的能力。既是物質，又是功能；既是能量，也是一種訊息。簡單地把《黃帝內經》裡關於「氣」的論述做歸納，把「氣」分成了六類。第一類還是叫元氣。這個「元」又寫作「原」，道家一般寫作「元」。元氣自先天來，是從父母那裡繼承而來的「氣」，是生命的原發性的「氣」，在《黃帝內經》裡也叫做真氣，就是〈上古天真論篇〉裡面所說的「真」，是真陽之氣，「天真」說的就是先天的真氣、真人之氣。真氣主要是來源於腎臟，因為腎臟藏元精，元精能化成真氣。後來道家把它稱為「先天之氣」，體現了先天原火的推動功能，所以也寫作「炁」。從字形上看，「炁」字底下有四點，表示火在下燃燒，這種「火」是生命的原動力。新安醫學家孫一奎提出：「腎間動氣」，指的是在兩腎中間有一種「氣」，也就是元氣，是生命的原動力。腎為坎卦，是屬水的，坎卦

氣

1. 理學名詞，體內流動的富有營養的精微物質，如水穀之氣、呼吸之氣等。
2. 泛指臟器組織的機能，如五臟之氣、六腑之氣等。又從來源、分布和功能的不同，可分原氣、營氣、衛氣和宗氣等。
3. 溫病辨證的部位或階段。
4. 其他引申意義：如致病物質的邪氣、濕氣、癘氣等；病機或病證的厥氣、肝氣、水氣等；藥物性質的寒熱溫涼四氣和針灸效應的得氣等。

坎卦

上下為陰，中間為陽。中間那個陽是什麼？就是元氣。它是生命的原動力，它根源於腎，流遍全身。這個元氣，也就是「腎間動氣」，主要來源於先天，一個人的元氣足還是不足主要看先天，但也能透過後天修煉來補先天不足。

第二類叫宗氣。宗氣主要來源於後天呼吸，是呼吸之氣，所以可以看成是心肺之氣。肺是主管呼吸的，又主管一身之氣。宗氣不足的人稍微活動一下就氣喘吁吁，上氣不接下氣。這個「宗」，就相當於祖宗，也是一個根本，但是它沒有那個元氣更根本。宗氣主要積聚於胸中，透過呼吸，先灌入於心肺，然後流遍全身，走的是呼吸道。胸中有一個膻中穴，在丹功修煉中這個穴位又叫「氣海」，是聚集「氣」的大海，是積聚宗氣的地方。

第三類叫營氣。營氣主要在血管當中，準確地說是在血脈裡面。營氣在血脈裡起到一個營養的作用，它是一種營養、化生血液之氣。

第四類叫衛氣。衛就是保衛、護衛。衛氣流行於血脈以外叫脈外，它是運行於經脈之外的，基本上是在體表，是身體的守衛，可保衛身體、抵禦外邪。

第五類叫臟腑之氣。中醫講五大功能系統——五臟，五臟系統就是五種「氣」，是五大「氣」的系統，也就是五行——木火上金水，其實就是五類「氣」。

第六類是經絡之氣。經絡就是「氣」的通道，是「氣」走的路線，整個經絡都是「氣」，都是「氣化」。

氣的分類

1. 元氣，來自父母，存於腎精之中。
2. 宗氣，源於後天呼吸，也是心肺之氣。
3. 營氣，存於血脈中，營養、化生血液。
4. 衛氣，行於脈外，可保衛身體、抵禦外邪。
5. 臟腑之氣，行於五臟。
6. 經絡之氣。經絡就是「氣」的通道，整個經絡都是「氣」，都是「氣化」。

經絡之氣就是從經絡的角度把人體劃分成「氣」系統，比如說十二經絡系統就分出十二個「氣」系統，每個「氣」系統又包括了互相聯繫在一起的臟腑、皮部、經筋、官竅和相對應的功能，還包括各種所屬的病徵等，這些都是「氣」，都是抽象的、功能性的概念，基本不可能和形體完全一一對應。

能不能搞清楚「氣」究竟是什麼其實不重要，重要的是要把自己身上的「氣」體會出來，釐清「氣」的作用。

名詞基本解釋

皮部	體表皮膚按十二經脈的循行分布而劃分的區域。又稱十二皮部。為人體經絡系統的重要組成部分。十二經脈及其所屬絡脈，在體表有一定的循行分布範圍，與之相應，全身的皮膚也被劃分為十二個部分。皮部為包裹人體的最外層，有保護機體，抵禦外邪侵襲的作用。此外，還有分泌汗液、調節人體溫度以適應四時氣候變化的作用。皮部是十二經脈之氣散布的部位，與機體內臟腑構成整體的聯繫。皮部的色澤變化、斑疹和敏感點等，是中醫望診、切診的重要內容，如見青紫色多為痛證；見紅色多為熱證；見白色多為虛證或寒證。皮部理論在治療上也有重要意義，無論針灸、拔罐、按摩、藥熨、水浴、泥療等，都是先作用於皮部的理療方法。
官竅	五官九竅的統稱。五官，五官是指目、舌、口、鼻、耳的統稱，或者説是目、舌、口、鼻、耳的合稱，官是機體有特定功能，而又與外界直接相通的器官。 九竅，竅分七竅和九竅，七竅是指目、耳、鼻孔和口，目兩個，耳朵兩個孔，鼻孔兩個孔，口算一個孔，就一個竅，合稱七竅，在七竅的基礎上，加上前陰、後陰二竅，稱之為九竅，什麼叫做竅，竅有孔穴、苗竅的意思，是人體與外界，直接相連通道門戶和窗口，中醫學裡面的舌，舌本並非竅，但是在中醫五臟開竅理論中，舌也作為一個竅，中醫學一個原理，叫舌為心之苗竅，或者舌為心之苗。 官竅的共同生理功能 1.官竅是人體內外信息交換的窗口，也就是説，這些官竅直接和外界相通，人體內的生理狀態，可以通過這些官竅反應出來。 2.是體內外物資交換的門戶，比如鼻孔的呼吸，肺通過鼻孔來吸清呼濁，實現體內外氣的交換，比如二便，通過二便的排泄，來完成體內外清濁之氣的交換。

養生，先養 精氣神

「氣」的作用

「氣」很難說明，但「氣」的作用要清楚。人體的呼吸吐納、水穀代謝、營養敷布、血液運行、津流濡潤、抵禦外邪等一切生命活動，都是透過「氣」的作用來實現和維持的。

概括地說「氣」有四大作用。第一是推動作用，人體血管裡流動的血是靠「氣」推動的。「氣」可以推動經氣的運行、血液的循行，以及津液的生成、輸布和排泄，促進人體生長發育，激發各臟腑組織器官的功能活動。

第二是固攝作用。「氣」不僅推動我們的血液運行，還有一個反向作用叫固攝。「氣」可以保持臟腑器官位置的相對穩定；並可統攝血液防止其溢於脈外；控制和調節汗液、尿液、唾液的分泌和排泄，防止體液流失；固藏精液以防遺精滑泄。我們把推動固攝連起來講，就是「氣」不僅在推動血在走，而且能把它固定住，使它不亂走。「氣」的固攝作用，除了把血固定住之外，還把內臟固定住。有的人胃下垂是怎麼回事，就是「氣」不足了，氣虛，它沒有把胃固定住，本來它應該固定在那裡，但是脾氣不足，它掉下來了。那怎麼辦？中醫就可以用一些具有升提性質的藥物來補益脾氣，讓脾胃之氣再升起來。

第三是溫煦作用。「氣」維持並調節著人體的正常體溫，是人體熱量的來源。維持人體各臟腑組織器官及經絡的生理活動，並使血液和津液能夠始終正常運行而不致凝

滯、停聚。「氣」走的地方是溫暖的，是溫熱的，如果沒有「氣」的地方就冰涼。很多人某個地方痛，你摸這個地方，可能就是涼的，皮膚的溫度跟旁邊都不一樣；皮膚某一個地方一冷，它就可能會痛了。

通則不痛，痛則不通，痛了說明氣不通，氣通就不會痛。所以氣有溫煦的作用，一個人陽氣足的話，那肯定是溫熱的。

第四是防禦作用。「氣」具有抵禦邪氣的作用，既可以護衛肌表，防止外邪入侵，又可以對抗入侵的邪氣，驅趕邪氣。除了口鼻，身上都有毛孔，這個毛孔叫氣門，又名鬼門，即汗毛孔；汗孔是陽氣散泄的門戶，故稱。《素問·生氣通天論》：「故陽氣者，一日而主外……日西而陽氣已虛，氣門乃閉。」是「氣」所進入的大門。外在有清氣有濁氣，濁氣如果侵入人體的話，我們就會生病。體內有一種氣，把外氣擋住，有一個防禦的作用，這個氣叫衛氣，起到防禦作用的「氣」就是這種衛氣。

人身的太陽：真陽之氣

「氣」這個概念，《莊子》裡借黃帝之口說：「通天下一氣耳」，意思是整個天下都是「氣」。我曾經在講《易經》的時候說過，整個的《易經》都是在講「象」，包括卦象、爻象、物象等。「象」是什麼？「象」是「氣」的表現方式，你觀察到就是「象」，體會到的也是

「象」，「象」裡面有各式各樣的「象」，但最本質那個「象」就是「氣」的「象」，也就是「氣」。釐清「氣」的問題，不僅理解中醫的祕密，而且同時理解中華文化和傳統科學。莊子說：「人之生，氣之聚也。聚則為生，散則為死。」人之所以有生命就是因為「氣」，「氣」聚在一起，人就活了，「氣」散了，人就死了。

《黃帝內經》裡「氣」字出現三千多次，是出現頻率最高的一個詞。《黃帝內經·素問》說：「人生於地，懸命於天，天地合氣，命之曰人。」人是生在大地上，但是命是要由天主宰的，天地就是陰陽，陰陽合在一起，就產生了人，這就是「人以天地之氣生，四時之法成。」《黃帝內經·素問》的〈寶命全形論篇〉裡講，生命當中最大的寶就是「氣」，再具體來說就是陽氣，「氣」分陰氣和陽氣，陽氣相對來說更重要。人生而有「形」，五臟六腑、四肢百骸都是「形」，滋養推動人的這些「形」，讓人的生命力得以表現的過程中，核心作用的就是「氣」。「人以天地之氣生，四時之法成」，意思是說人要按照四時的法則來運轉，也就是按照春夏秋冬四時更替的規律來運轉。在〈六節藏象論篇〉裡面還有一句話，「氣合而有形」，就是說人的形體是由「氣」相合而成的，所以「氣」是生命的根本。

明代醫家張景岳說過：「天之大寶，只此一丸紅日，人之大寶，只此一息真陽。」天上最大之寶是太陽，人身

上最大的寶是什麼呢？就是陽氣。人的衰老肯定是陽氣先衰，所以要時時護住真陽之氣。我主編的《中醫哲學基礎》是第一部中醫哲學的教材，我就提到了「元氣論」。我們講「精氣神」，「精」也是精氣，「神」也是神氣，「氣」無所不在，無所不包。中醫講氣血津液，「氣為血之帥，血為氣之母」，「氣」是一個統帥。中醫學所說的五臟六腑，都是「氣」的一種「氣化」，五臟六腑是五大「氣」系統，經絡則是「氣」的通道。

張景岳養陽氣法

1	製作右歸丸。（熟地二十四克、山藥十二克、山萸肉十克、枸杞子十二克、菟絲子十二克、鹿角膠十二克、杜仲十二克、肉桂五克、當歸九克、熟附片六克，混合製成蜜丸，每顆重約九克）
2	每次吃一顆。
3	早晚各服一次
4	「益火之源此方魁」，作用為溫補陽氣。
5	除非患病，否則不能服用，一定要醫生看過。
6	主治症狀腎陽虛。（精神疲憊，四肢冷或者身體到處都冷，腰膝無力，發痠發軟，大便稀糊，不能成形，小便清亮，排小便也沒有力量等症狀。）

陽氣是最好的化妝品

人身上最寶貴的東西就是陽氣，而且男女各有不同，對女子的養生來說，最重要的就是追隨陽氣盛衰的節

養生，先養精氣神

奏。按照中醫學的觀念，女子的一生是以「七」為週期成長的，二七十四歲時，女子來天癸，叫天癸至。她的表現是什麼呢？是「任脈通，太沖脈盛，月事以時下，故有子。」女子十四歲的時候，任脈通了；懷孕又叫「妊娠」，這個「妊」怎麼寫的？女字旁，這個任脈的「任」是單人旁，單人旁這個「任」就通女字旁的「妊」。

女子任脈跟能不能懷孕有關，女子到十四歲任脈一通，就可以懷孕。然後是沖脈，沖脈主血，太沖脈盛就是血液盛滿，於是就有一種表現：「月事以時下」，就是來月經，月經按月來潮，按時而下。中醫認為四七二十八歲時是女子一生中陽氣最旺盛的時期，也是女子身體狀態最好時，這個年齡是女子受孕生孩子的最佳年齡。四七二十八是「筋骨堅，髮長極，身體盛壯」。肝主筋，腎主骨，這句話的意思是說：女子到了四七二十八歲，這個人肝氣也旺，腎氣也足，所以筋骨就堅強。髮長極就是頭髮長到極點，頭髮在這個時候是最粗最黑，身體也最健康、最盛壯。所以，這個時候是生孩子的最佳年齡。實際上是什麼呢？請看太極圖，二十八歲走到了全部是白色的這一片，是陽氣的極點。接下來，馬上就要衰。我們回頭去再看，女子三七二十一歲，是「腎氣平均」，就是腎氣平衡，她的表現就是「真牙生而長極」，《黃帝內經》的真牙是指智齒，女子

女子二十八歲

二十一歲時智齒長出來了。《黃帝內經》說，人一長智齒就停止發育，叫「長極」，長到極點。一般都是這樣，當然也有特殊情況，有人一輩子都不長智齒。

「長極」是很好的，身體狀態是一生當中最好的，腎氣足，肝氣也足，什麼都好。但是，什麼東西走到極致，都會開始往回走，接下來馬上就要衰退。那怎麼辦呢？這個時候就要開始有意識地養陽氣，不外乎兩條路，一條是減少消耗，防止洩漏，一條是增加來源，維持代謝正常順暢。就減少消耗來說，主要還是從生活方式入手，到了二十八歲，身體雖然很好，要開始把節奏放慢。就增加來源和保障代謝來說，主要是養護好脾胃，可以根據自己的身體情況，開始持續吃一些補氣、補血的東西，比如山藥、紅棗、核桃之類的。光吃進去還不夠，還得讓廢物順暢從體內排出，所以，飲食方面避免大魚大肉，最好要適合自己的脾胃，吃容易消化、不造成體內垃圾堆積的食物，例如蔬菜、水果、魚蝦等。女子在五七三十五歲時，「陽明脈衰，面始焦，髮始墮」，這個時候陽明脈開始衰敗。人身上陽明脈有幾條？有兩條，一個是足陽明脈，一個是手陽明脈，分別是足陽明胃經、手陽明大腸經。

只要記著陽明脈即可，因為這條脈總是先衰。在這三條陽脈當中，陽明脈是陽氣最足的，它多氣多血，所以它也最先衰。這條陽明脈怎麼走向呢？沿著手臂外側的前緣，一直走到頭臉部，走到眼睛這裡，分布到頭面部。此

陽明脈

辨別方法：手分內側和外側，外側是陽，內側是陰。手上有三條陽經，把手臂自然下垂，手心朝向身體，然後手背這一面就是外側，三條陽經全分布在這一面，最前面的那個就叫陽明脈。

養生，先養

脈一衰，面部就開始焦了。

手陽明大腸經上有一個合谷穴，就在背上虎口的後面，有一個很簡單的定位方法，把左手的虎口展開，用右手大拇指靠近指尖的那一道橫紋對齊左手的虎口邊緣，然後右手大拇指沿著左手大拇指和食指之間的縫隙往手背方向一按，大拇指尖按住的這個地方就是合谷穴。須感到痠、脹、麻才正確，痛就不對。在這個位置的周圍按一下，就沒有這個位置痠，這個位置最痠，這個位置就叫合谷穴。

合谷穴最大的功能，中醫裡有一句話叫「面口合谷收」，也就是說臉上有什麼毛病，包括嘴裡面的牙齒，都可以取合谷穴。例如說牙痛，右邊牙痛，取左邊合谷穴，左邊牙痛，取右邊合谷穴，很多時候一扎針，馬上就好。還有的人受到外邪，嘴突然一下歪了，或者有的人臉部會

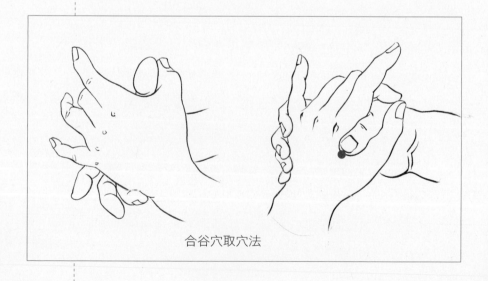

合谷穴取穴法

不自覺抽動，都可以扎合谷穴，叫「面口合谷穴」。特別須注意，嘴歪此症狀，要去專門醫院診治，因為這個症狀也可能是中風引起，那屬於中醫的重症，得重視，不然可能會有危險。

合谷穴是一個長壽穴，因為《黃帝內經》裡說人的衰老總是從陽的先衰，先是陽衰，然後陰衰。而陽衰裡面，手足十二正經上的，一共有三條陽經，手三陽和足三陽，手三陽裡面是陽明、太陽、少陽，陽明是最靠外的，靠最前端的，所以，陽明先衰。合谷穴正好在手陽明經上，經常按合谷穴就是養陽明經的陽氣，所以能夠延年益壽。足陽明胃經上也有個穴位，這個穴位叫足三里，足三里也是一個長壽穴。所以呢，我們要經常按壓足三里，能延年益壽。合谷、足三里都是長壽穴，就這麼一個來歷。

長壽穴

手	合谷穴	是手陽明大腸經的原穴，出自《靈樞·本輸》，又名虎口。「合」意即合攏，「谷」是山谷的意思。此穴在第一、二掌骨之間，兩骨相合，形狀如山谷的地方，所以名為合谷。又因位於手拇指虎口兩骨之間，所以又稱為虎口。
腳	足三里	足三里是一個能防治多種疾病、強身健體的重要穴位。更是抗衰老的有效穴位，經常按摩該穴，對於抗衰老延年益壽大有神益。三里是指理上、理中、理下。胃處在肚腹的上部，胃脹、胃脘疼痛的時候就要「理上」，按足三里的時候要同時往上方使勁；腹部正中出現不適，就需要「理中」，只用往內按就行；小腹在肚腹的下部，小腹上的病痛，得在按住足三里的同時往下方使勁，這叫「理下」。

女子到了五七三十五歲啊，陽明脈就開始衰，陽明脈一衰，「面始焦，髮始墮」。面始焦，所有的陽經都經過頭面部，所以陽明脈一衰，他的臉部就氣色不足了，一過了二十八歲，其實人就開始衰老，到五七三十五歲，女子的陽明脈衰，面開始焦，面焦就是沒水分，所以，三十五歲的女人美容最重要的是，要使三陽脈的陽氣充足，讓它不要衰，這才是最關鍵的，女性美容最關鍵的是要讓陽氣旺盛。

中醫說人身上有「四海」，四個大海，一個海是任脈，另外一個海是督脈，還有一個海是沖脈，「一源三歧」這裡就有三個海了，再加一個脾胃，脾胃為水穀之海，總共四個海。任脈是陰氣之海，人身上所有的陰氣最後彙集在任脈。督脈為陽氣之海，人身上所有的陽氣最後彙集到督脈。

那沖脈是什麼海呢？沖脈為血之海，所以，女子到了十四歲的時候，任脈通，沖脈也盛，就開始發育，第二性徵明顯。這個時候還有一個表現，因為「太沖脈盛」，沖脈是血之海，血海盛溢，所以來月經，也就是「月事以時下」，「故有子」。這個時候如果男女交合，就能生育。

按照《黃帝內經》記載，女孩子十四歲就可生子。現今人多數女了的初潮時間都在往前提，不到十四歲就「月事以時下」。早熟就帶來問題，早熟就意味著早衰！所以，中醫認為女性的養生特別需要注意沖脈和任脈，有

張其成保養方：
不要臉

1. 什麼叫「不要臉」，就是不要太顧忌自己。
2. 拍打臉。一般是從下往上打，然後搓臉。

一些臨床中醫師甚至在診治男科疾病時也很重視沖脈的作用，尤其是那些與生殖有關的疾病。例如女子不排卵，導致無法生育。不排卵可能由很多原因引起，比如腎虛、氣血兩虛、血瘀、痰濕阻滯、肝鬱等，以上這些原因終歸都影響到沖脈和任脈的功能，導致女子不能懷孕，這個時候就要在針對病因治療的同時，調理沖任。

如果是以虛為主，無卵可排的症狀，中醫通常認為難以很快起效，要慢慢調補，會用肉蓯蓉、菟絲子、枸杞子、熟地黃、淫羊藿、巴戟天、鹿角、川續斷之類，補腎氣、養氣血的藥，加上當歸、牛膝這類又能補又能通的藥物。如果單純是排卵障礙，中醫往往採用開竅活血之品，像細辛、石菖蒲、穿山甲、皂角刺、路路通、川牛膝等，促進排卵。值得注意的是，這些保養都需要在正規中醫師的指導下進行，因為有些中藥是不能亂吃的，例如細辛，此物有毒，不能自己服用。

男子的腎氣足不足，反映在頭髮和牙齒

《黃帝內經》裡說到人的生長發育時提到兩個數字節律，女子是七，男子是八。女子七歲「腎氣盛，齒更髮長」，意思是說：女子七歲時，腎氣足，表現是齒更髮長，換牙，頭髮長長。

牙齒是由誰主管？牙齒由腎主管。頭髮由誰主管呢？《黃帝內經》裡說腎「其華在髮」，頭髮也是由腎主管，

所以「腎氣盛」就反映在牙齒和頭髮。《黃帝內經》在這裡講了，腎氣一足，牙齒也換了，頭髮也長。它先說牙齒後說頭髮，因為牙齒屬腎，牙齒是骨頭，在裡面，頭髮是往外長的，在外面。齒在裡為陰，髮在外為陽，因為女子為陰，所以，先說陰後說陽，說女子時它先說「齒更」，後說「髮長」。到說男子的時候，男子為陽，所以倒過來說，男子八歲，《黃帝內經》說「髮長齒更」。但是，說的道理都是一樣的，那就是指人的腎氣足了，外在就會表現，要看一個人腎氣足不足，看頭髮和牙齒就能知道。

中醫上講人體有三個「餘」：頭髮是「血之餘」，牙齒是「骨之餘」，還有一個是「爪為筋之餘」。「餘」字在今天有多餘、剩餘、殘留的意思，它還有一個更古一點的意思是飽和富饒的意思。中醫所說的三個「餘」，頭髮是血的富裕，牙齒是骨的富裕，指甲之類是筋的富裕。所以一個人的頭髮的光澤度就跟血關係最為密切，指甲這些和筋的關係最為密切，牙齒和骨的關係最密切。

這三個「餘」對老年人來說特別重要，老年人的氣血往往不那麼充足，一旦不足以養髮，就會頭髮稀疏，而且沒有光澤。頭髮反映出「血」的狀況，這個時候可以進食一些具有養生補血作用食物，例如枸杞子、紅棗、黑芝麻、核桃、黑木耳等，人體氣血旺盛，頭髮自然就變亮，有光澤。老年人的手指甲、腳趾甲常常不如年輕時那麼柔韌，因為老人不以筋骨為能，人上年紀後一般筋骨

就衰敗了，爪為筋之餘，所以也隨之衰老。因此，老年人散步時可以穿平底布鞋，走路經常用腳趾去抓地，有意識地鍛煉，可以促進腳部的血液循環，保養筋骨，可以延緩衰老。老年人的牙齒也容易鬆動，因為齒為骨之餘，骨也是由腎所主，老人腎衰骨弱，就容易牙齒鬆動。保養的方法是從年輕的時候就開始鍛煉「骨之餘」——叩齒，我的父親是首屆國醫大師，現在八十多歲仍然牙齒完好，其中一個方法就是早晚都叩齒，堅持三四十年。

艾灸關元，強壯元氣

前面講過任脈、沖脈這兩個脈對女子很重要，女子的經、帶、胎、產諸病都需要考慮沖任二脈，而這四個單字，則指中醫中婦科的基本病症：經，是指月經病症；包括經期、排卵期，以及行經時的一些症狀、經色、氣味、經量、有無血塊及痛經等等。帶，指帶下症。包括帶的顏色，分為青帶、赤帶、黃帶、白帶、黑帶，帶下的量多少，有無氣味，以及濃稠度。胎，指懷孕的一些症狀。孕期內的病症，包括胎動、

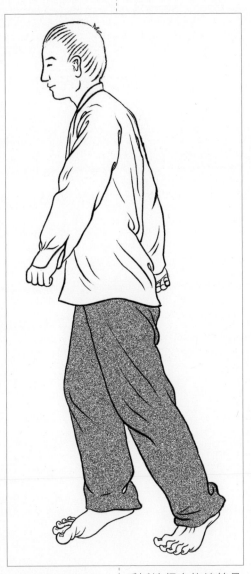

爪抓地行走能煉筋骨，
延緩衰老。

養生，先養 精氣神

胎位、胎心、懷孕的反應、孕期內的陰道分泌物、懷孕的合併症，以及不孕症等。產，則是指產後的症狀。包括產後的惡露不盡、乳汁的多少，以及許多併發症等。現在簡單說一下這兩個脈與男子的關係。

沖脈、任脈這兩個脈，都來源於少腹。少腹在哪裡呢？就是小腹，少就是小。小腹中，在女子是子宮，在男子是精室，都是很關鍵的位置。從少腹長出三條脈，一個是任脈，一個是督脈，一個是沖脈，叫「一源三歧」，一個來源走出來三條路。那怎麼走的？從前面過來，沿著腹部、胸部的中線一直走到下巴頦這個地方，最後一個穴位叫承漿穴，這個叫任脈。還有一條路線是從後面，沿著後背的中央走，一直走上來，經過頭頂的百會穴，經過「上丹田」，上丹田又叫印堂穴，再走到上嘴唇這個地方，這一條叫督脈。督脈在上嘴唇這裡的這個穴位叫兌端。從這個地方還長出一條脈，這條脈叫沖脈，也就是太沖脈。

沖脈循行的順序非常複雜，沖脈的循行是上下都有的，分好幾條，它是把全身的十二經脈全部連在一起，所以沖脈叫十二脈之主，是「十二經脈之海」。其中有一段沖脈是這麼走的，從腹部出來後，沿著任脈兩側循行，跟腎經循行的路線差不多，然後上入胸中，所以，女子乳房隆起；然後接著往上走，環嘴唇一周，男子就長鬍子，這都是沖脈盛的表現。

人身上的這個「一源三歧」，三條最重要的經脈，

沖脈盛表現

1. 女子表現於乳房發育。
2. 男子表現於長出鬍子。

發源地都在少腹裡面，也就是一源三流。源在哪裡？源就是少腹裡面的兩腎之間，叫腎間，或者你簡單地記，就是腎、腎精。中醫講腎為先天之根本，腎是根本，是本源；人身的根本、人身的本源就在少腹。少腹部有一個特別重要的穴位，叫關元穴。我們練靜養功，很多功法要求透過守下丹田來收養元氣，這個下丹田就在關元穴。

關元穴對養元氣很重要，一般來說，中醫的用法是用艾灸，有的古書上甚至說艾灸關元可以讓人寒暑不侵，長命百歲。中醫古籍裡也記載，有些人確實把艾灸關元作為常規的保健養生方法，尤其是在季節更迭時，古人往往常規灸一灸關元。艾灸關元一般都採用溫和灸，一次灸十分鐘左右，灸完一次最好隔一天或兩天再灸下一次，堅持一個多月，一般就會見效，同時還可以配合灸足三里。

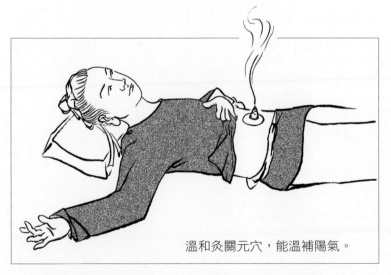

溫和灸關元穴，能溫補陽氣。

艾條灸法分為溫和灸、雀啄灸、迴旋灸三種。

■**溫和灸**：將艾條的一端點燃懸於施灸部位，大約三公分左右高度，固定不動，使患者局部有溫熱感而無灼痛。一般每處灸三至五分鐘，灸至皮膚稍起紅暈為度。對於昏厥、局部知覺減退的患者和小兒，醫者可將食、中兩指，置於施灸部位兩側；這樣可以透過醫者手指的感覺來測知患者局部的受熱程度，以便隨時調節施灸距離，掌握施灸時間，防止燙傷。溫和灸是臨床上應用最為廣泛的灸法之一，有溫經通絡、散寒祛邪、活血化瘀等功效。

■**雀啄灸**：將艾條一端點燃，懸於施灸部位約三公分之上，將艾條像鳥雀啄食一樣做一上一下移動，使艾條與施灸部位不固定在一定的距離，一般可灸五分鐘左右。以局部出現深紅暈濕潤為度，注意不可太接近皮膚，以防燙傷。本灸法多用於昏厥及兒童疾患。

■**迴旋灸**：將艾卷點燃端先在選定的穴區或患部熏灸測試，至局部有灼熱感時，即在此距離作平行往復迴旋施灸，每次灸二十至三十分鐘。視病灶範圍，尚可延長灸治時間，以局部潮紅為度。本法適於病損表淺而面積大者，如神經性皮膚炎、牛皮癬、股外側皮神經炎等，對風濕痹症也有效果。

陽氣不足的飲食調養

　　男子的陽氣不足，主要是腎陽不足；其主要表現是口乾舌燥，喝水多仍然不解渴，排尿也多，腰膝痠軟無力，

身體倦怠，提不起精神，大便稀溏或是不成形，大便次數多，性功能低下或陽痿早洩等。出現這些症狀後，如果情況比較嚴重，一定要及時找醫生。如果不嚴重，就可以自己先用食療調理，透過改變生活方式調理，也可以買點常用中藥治療。但是千萬不能一聽說什麼東西補腎就去買，一定要辨證論治，結合自己的情況進行針對性調理，如若不然，有些所謂的「補藥」，越吃反而讓病情越發嚴重。

有些年輕人三十來歲，飲酒無度，夜生活也很豐富，結果傷了腎陽，出現腎陽衰微，就自己買了六味地黃丸當

陽氣不足的常見中醫藥丸

六味地黃丸	由熟地黃、山茱萸、山藥、澤瀉、丹皮、茯苓這六味中藥組成。最早是「八味地黃丸」，見於張仲景的《金匱要略》。後來，宋代名醫、兒科專家錢乙把八味地黃丸裡的附子和桂枝這種溫補的藥物去掉，變成了現在的六味地黃丸，並用它來治療小兒先天不足，發育遲緩等病。
濟生腎氣丸	內含熟地黃、山藥、山茱萸、澤瀉、茯苓、牡丹皮、肉桂、附子、牛膝、車前子。主治腎陽不足引起之水腫，腰重腳腫，小便不利、畏寒肢冷，腰膝痠軟、舌淡苔白、脈沉。亦治消渴、飲一溲一。功效為補腎助陽、利水消腫。
五子衍宗丸	菟絲子、五味子、枸杞子、覆盆子、車前子製成。主治用於腎虛遺精，陽痿早泄，小便後餘瀝不清，久不生育，及氣血兩虛，鬚髮早白等症。功效為補腎固精。
贊育丹	熟地、白朮（冬朮）、當歸、枸杞、杜仲（酒炒）、仙茅、巴戟肉、山茱萸、淫羊藿、肉蓯蓉等製成。主治男子陽痿精衰，虛寒不育。上藥研末，煉蜜為丸。每服九克，溫開水送下。
十全大補丸	由人參（黨參）、白朮、茯苓、甘草、當歸、川芎、白芍、熟地黃、黃芪、肉桂組成，具有溫補氣血之功，常用於氣血兩虛、面色蒼白、氣短心悸、頭暈自汗、體倦乏力、四肢不溫、月經量多等症。

壯陽藥吃，結果是越吃病越重。那該怎麼辦？一般來說，減少房事是第一要點，其次不要飲酒，可以適當飲用一些白茅根、蒲公英（黃花苗）泡的茶水，也可以喝竹葉三味湯，等虛火下去了，才能吃濟生腎氣丸、五子衍宗丸、贊育丹、十全大補丸等補益類的中成藥。如果除了腎中陽氣衰損的症狀外，還有炎症表現或其他感染類症狀，那就最好找西醫治療或者中醫結合治療，千萬別亂服藥和亂投醫。

男子腎中陽氣衰損並非難治，中醫認為養陽氣重在能吃，特別強調要吃對東西。如果食欲不振，可先吃調理脾胃的藥，先把食欲打開。有些食物既有溫補腎陽的作用，味道也不錯，例如羊肉、牛肉、胡桃、蔥、大蒜、韭菜、魚、蝦、泥鰍等。其中尤以泥鰍為上品，泥鰍清燉，等燉熟後再放入適當韭菜、蔥，是食療溫補腎中陽氣的好方法。因為壯陽之物大多熱性較大，一定得先把虛火去掉後才能服用，並且儘量燉著吃，不油炸。

對於腎中陽氣不足的男子來說，性生活也需要有所節制，按照孫思邈《千金翼方》所講，男子正常性生活在春夏季節可以稍多，秋冬應少。一般二十至三十歲可以四天一次，三十至四十歲可以八天一次，四十至五十歲可以十六天一次，五十至六十歲可以一個月一次，六十歲以後要閉固勿泄為好，身體很好的老年人，也可以兩三個月一次。

儒家的養氣功夫主要解決「關係」的問題，偏於養德，從倫理方面來養生。人生苦樂，境由心造，但是真正能領悟到這一層意思需要一個過程，因為現在很多人確實活得很累。許多領悟或許是談儒家養氣時，首先需要了解的，所以孟子在談到養浩然之氣的時候，直接明瞭地說要「持其志，無暴其氣」，告誡養氣在於不要任意浪費體力與精神，要善用精力、氣力。

　　節省、積蓄是養氣功夫的第一步，宋代的養生大家陳直提出養氣七法，他在《壽親養老書》一書中說：「一者，少語言，養真氣。二者，戒色欲，養精氣。三者，薄滋味，養血氣。四者，咽津液，養臟氣。五者，莫嗔怒，養肝氣。六者，節飲食，養胃氣。七者，少思慮，養心氣。」七種方法養七種氣，每一條都是透過節省、積蓄來完成。今天那些操勞的上班族，如果學會了這七條方法，至少不會「過勞死」。

　　第一條是不要多說話，說話太多會耗氣。古人說「行走勿語，傷氣」，意思是說走路時不要說話，邊走邊說也是傷氣的。而且多說話損耗的是「元氣」，也就是損耗「真氣」，所以平時注意少說話則可以養真氣。

　　第二條是節制色欲，這一條在養精一章中已經說明過了，節制色欲可以養精。

　　第三條說的是飲食方面不要貪口舌之欲，吃一些破氣耗氣的食物。例如胡椒，清代的醫家王士雄說「多食耗

養生，先養 精氣神

氣」，又例如檳榔，本草書記載說「久服則損真氣」，再例如山楂，少量吃時可以消食化積，但是吃太多了，就會傷胃氣。

第四條是咽津液，就是要嚥下口中的津液，不要吐口水。這是很多養生功法裡都要用到的一個方法，津液被認為是腎精上承而來，很寶貴，古代的養生家都強調津液不能浪費，不可吐出去而要嚥下，咽津液可以養臟氣，尤其可以養腎氣。

第五條是節制怒氣，這一條也很重要，中醫認為情志過激也是耗氣的，怒氣會使氣往上往外發洩，驚悚恐懼會使氣散亂不收，過度心花怒放會使氣散發，過度悲傷、思慮過多都能耗氣損氣，其中尤其以怒最耗氣，所以節制怒氣可以養肝氣。

第六條是飲食有節，可以養胃氣，這個在第二章也已經說得比較清楚，主要是少、雜、淡、慢、溫這五個字。

第七條就是不要太鑽牛角尖，不要心事重重，少思慮才能減少心氣的損耗。

這裡提到的養氣七法已經不是純粹靠呼吸來養氣，而是結合調神、調形，也包括生活的各個方面。只有這樣，才能掌握養氣的方法，得到養氣的真諦，達到祛病延年的目的。

如果說是操勞過度的「拚命三郎」，首先需要學習不再繼續胡亂損耗自己身體的「正氣」，學會蓄氣；對於那

些同樣感到工作、生活壓力很大，同時又覺得工作和生活平淡重複、枯燥無味、心累而沒有激情的人們而言，當務之急則是要懂得「行氣」。因為面對的是一種心理能量被消耗殆盡的狀態，人會覺得身體疲勞、情緒低落，會覺得自己的工作沒有價值，工作不積極，整個生活都處於一種低落狀態，給人的感覺也是死氣沉沉。

「死氣」就得想法讓它「活」起來，需要轉換思路來想問題，這時一定要理解：心理能量被耗光既是危險的，又是機運，因為這將給補充新的能量提供機會。在這樣的狀態下，首先要做的是靜下來，什麼都不要急著做，先把自己那點「心氣」理順，然後再一點點慢慢調養。這個方法最早可以追溯到戰國時候的「行氣玉佩銘」。

一九七五年在長沙馬王堆藩王墓葬，發現一個十二面稜柱體的杖首。這個發現證明，早在戰國時期就有一個「行氣玉佩銘」，它是一個玉琮，有十二個面，中間是空的，每一面上刻了三個字，加上重文符號，一共是四十五個字，記述了透過「行氣」來養生的要領，這四十五個字也是迄今發現最早關於氣功的記載。郭沫若對這四十五個字作了釋讀，他釋讀為：「行氣，深則蓄，蓄則伸，伸則下，下則定，定則固，固則萌，萌則長，長則退，退則天。天幾春在上，地幾春在下。順則生，逆則死。」大意為：行氣時要深深吸氣，體內蓄積的氣體增多，然後引氣下伸，稍停，意固氣於下焦；然後緩緩呼出，如草木之萌

芽，緩緩往上長，與下伸的道路相反而退出，退到極致即緩緩呼氣，直到腹中穢氣全部吐出為止。這樣，天機便朝上萌動，地機便朝下萌動。順這個方法施行則養生延年，違逆這個方法則傷害性命，招致死亡。

「行氣，深則蓄」，行氣的第一步是應該要深，深不僅是指呼吸要深長，更主要是指氣要往深部行，往下沉，沉到下丹田，在下丹田積蓄。然後「蓄則伸」，氣深行到下丹田蓄積起來，越積越多，積蓄到一定程度，氣充盛後就會滿溢，會自然散布伸展。氣就這麼長，長到頭了就會「伸則下」，長到了上丹田時，氣自然會又往下行，再次下行到下丹田，這個時候就要「下則定」，氣要在下丹田這裡定住。定住之後這個氣自然就鞏固住，這就叫「定則固」。按照古人描述，當養氣的功夫練到一定程度，會覺得這個氣越來越實在，好像在下丹田有一個東西一樣。氣在下丹田變實在了，變得很堅實。「固則萌」，氣被煉得堅實凝實之後，就萌發，會發芽，這裡的描述其實已經和後來所謂的「丹道」類似。

接下來，「萌則長」，萌發以後，氣就繼續往上長。往上一長呢，「長則退」，後人解釋這句話時，說這裡長的是陽氣，陽氣往上長，相對應的就是陰氣往下退。後世的丹道，對陽氣怎麼長、什麼時候長，陰氣怎麼退、什麼時候退，都有很詳細的描述，在丹道裡這些內容被稱為「火候」，長和退都要講「火候」，也叫「退陰符」、

「燒天火」。陽長陰退，陰一直退，退到最後，就只剩下陽氣了，人就只剩下純陽，這就是純陽之體，到這個時候就是「退則天」。

天在哪裡呢？人身上的天在哪裡？人身上天就是頭。再具體一點，天在頭上的哪裡呢？那就是在頭頂百會穴，按照道教修煉的說法，當你把陰的東西全部退盡的時候，你這個純陽之體可以從「天」這個位置出來，也就是從百會穴這裡走出來了，這叫「出陽神」。

百會穴是非常重要的穴位，人體所有的陽經都上達頭部，督脈、足太陽膀胱經、足少陽膽經、足陽明胃經、手太陽小腸經，又稱小腸經、手少陽三焦經、手陽明胃經等都在此交會，所以稱為百會，統率諸陽經，又稱三陽、五會、維會、天滿、巔上。

頭頂的百會穴是諸陽的首穴。所有的陰經都不走頭部，除足厥陰肝經走頭巔頂，因此道家及醫家稱之為「陽中藏陰」。

■功用：

1. 因多陽脈在此交會，所以能治所有陽經的病。

2. 因穴位在頭部，幾乎能治所有頭部的問題。

3. 每天揉按百會穴能幫助孩子長高。

4. 讀書累了或使用電腦過久，精神恍惚，輕敲百會穴，會使人神清氣爽。

5. 本穴能用來診斷疾病。如：腦充血或血壓升高時，用手

指按壓此穴，會出現明顯的凹陷形狀。

6. 本穴為有名的中風穴，當中風昏迷或腦膜炎急救，在本穴放血能使後遺症降到最低。

7. 對於低血壓、腦貧血、神經衰弱、老人癡呆、氣虛及脫肛等病症，灸百會五至十分鐘，可以提補諸陽氣。

「天幾春在上，地幾春在下」，這個「幾」就通木字旁那個「機」，這個「春」就相當於關口的意思，天機的關口開在上邊，地機的關口開在下邊。後世有多種理解，有一種說法認為：天機的關口在上邊，就在上邊的百會穴；地機的關口在下邊，就是下邊的會陰穴。所以，這兩個穴位非常重要，一個是天機發動的地方，一個是地機發動的地方。然後「順則生，逆則死」，意思是說人要是順應這個養氣的思路，就能得長生，如果違背這種養氣的思路，就會死。

慢呼吸守氣法

覺得生活平淡重複，覺得工作索然無味，感到厭倦工作，明天根本不想上班……當這些感受出現，同時自我評估又發現自己還是有工作能力的，僅僅是喪失了工作的動力，這個時候，我們常常陷入了一種職場流行病：「職業倦怠」。前面已經說明先得靜下來，理順了心氣兒，然後慢慢將養，氣就會長出來，茁壯起來。等氣長起來的時候，為了避免陷入消耗的循環，下一個任務是守住這口

氣。「守氣」是為了能持久地保持動力，這種動力來源於內部，而不是來源於外部。所以，「守氣」思路同樣是「內求」的思路。「守氣」守什麼？就是守住來自內在的本然的需求，用中華文化的術語來說也就是事情內在的那個「道」，領悟到並且守住了這個「道」，就能健康、快樂，有智慧。應該說各行各業都有自己的「道」，人只需要認真體會到就可以。

《論語》說：「雖小道，必有可觀者也」，「百工居肆以成其事，君子學以致其道」。做陶器的工匠、做布匹的工匠、做車輛的工匠整天都按照一道道工序做，雖然是小技藝，也自有樂趣，自有可取之處。相反，如果守著這些具體的實務不去做，而整日高談「大道」，勢必將陷入「皮之不存，毛將焉附」的尷尬境地。

那怎麼才能讓「小道」也能可觀？其實就是要專注。前面講到黃帝小時候「幼而徇齊」，黃帝小的時候，做事情就很敏捷。小孩子做事情總是非常快，想要做什麼事情就會立即去做，不會瞻前顧後，猶豫不決，小孩子都是這樣。做事情專注是一個很好的習慣，更可貴的是小孩子做事情能符合最本真的判斷，不受世俗干擾，可是等長大後，由於社會競爭激烈，選擇又這麼多，人就多了困惑。

成年人想要什麼，都會瞻前顧後，思左想右，選擇的時候猶豫不決，左右搖擺。考慮問題太多了，就不天真、迷失了本心，忘記自己本來的內在需求。所以要想「守

危害現代人身體健康的十個小習慣

1. 喝過量的咖啡或茶。
2. 喜歡燙的食物。
3. 喝水少。
4. 用力排便。
5. 彎腰搬重物。
6. 在電腦前連續坐三小時以上。
7. 睡醒立即下床。
8. 如廁看報。
9. 蹺二郎腿。
10. 缺乏運動。

養生，先養精氣神

103

拿重物法

1. 屈膝
2. 垂髖
3. 彎腰
4. 理氣
5. 搬東西

氣」，就需要回到天真的狀態，回到「幼而徇齊」，做任何事情都真實、專一，「幼而徇齊」就是講要專一、專心一致、全神貫注。「內求」加上「專注」能守住剛剛長起來的氣，同時要強調「中庸」，太專注也不是好的守氣法，反而會耗氣損氣，例如《文心雕龍·養氣》就說「鑽勵過盛，則神疲而氣衰」。

守氣貴「中」還有一層意思在於緩緩過渡，按照古人的話說就是：「當於動中習存，應中求定，使此身常在太和元氣中。」具體怎麼做呢？古人起床的時候不會睜眼立即就坐起來，因為這時是從靜到動的轉換，要「稍動其身，或伸手足，如手足按摩狀」，也就是讓身體稍稍活動一下，然後再起身下床。這個原理是可以推廣的，如果是剛剛運動完，也不要立即停下來，同樣要「先徐行數步，稍伸其氣，漸放身體」，同樣是緩緩過渡，慢慢放鬆，然後靜止下來。

遵照這個道理，彎腰搬重物自然也是不妥當的，正確的做法是：屈膝、垂髖、彎腰、理氣，然後搬東西。至於如廁看報、在電腦前連續坐三小時以上，則在於太專注，太專注也是不中庸，也對健康不利。蹺二郎腿則與禮儀、習慣有關，儒家養氣重禮儀，強調「克己復禮」，當然也有祛除不良習氣的法門。

現在介紹古人的守氣法。「養氣者，行欲徐而穩，立欲定而恭，坐欲端而直，聲欲低而和，種種施為，須端詳

閑泰。」走路不要蹦蹦跳跳，東倒西歪，應當徐徐而行，走得穩穩當當；站立的時候要很鎮定，要有恭敬心；坐姿要端正挺直，聲音要低穩和悅……總之是要端正、安詳、閒適、泰然。

具體怎麼做？這裡只就呼吸一項來談具體怎麼「守氣」，怎麼呼吸才能健康長壽？其實很簡單，就是慢呼吸。中國道教協會會長任法融，曾說養生實際上很簡單，就是把呼吸放慢。放慢到什麼程度？任法融說：如果一呼一吸，你能走三十步，走三十步而不是跑三十步，那你絕對就會長壽，就健康。老百姓有一句俗話「一口氣爬上山」，是誇你身體棒，能一口氣爬上山，說明你很健康。

後來我又琢磨：什麼叫「一口氣爬上山」？用的是什麼樣一種呼吸方法呢？有一天突然明瞭，古人描述這個不一定全部是誇張，說不定真的有某個古人，就一呼一吸，換一口氣就爬上山了。古人還記載一種呼吸法，叫「踵息」。「踵」就是腳後跟，「踵息」就是用腳後跟呼吸。現在來看，用腳後跟呼吸當然不可能，我也還沒達到。但是我在爬山時，會把所有的注意力都集中在腳後跟，這個時候腳後跟不是往下墜，而是往上升，所以，我爬山爬得很快。這裡我給大家介紹經驗，爬山時你不要想著是在爬山，你就想氣在腳後跟，腳後跟往上升，呼呼生風，這叫「一口氣爬上山」。

清、慎、勤

清，看淡名利，廉潔守法。

慎，做事勤勉謹慎，失敗從自身找原因。

勤，腳踏實地，知行合一。

「清、慎、勤」三字養氣法

談養氣說到這裡會發現：所謂養氣的道理其實很簡單，每個人都知道。為什麼很多道理我們都知道，卻做不到？原因就在於習氣的形成太容易，而且不容易祛除。在佛家的學說中「習氣」是一個專門的術語，「習氣」裡面又分出很多種類，很多緣起次第等。

我們這裡只說最簡單的理解。簡單來說，「習氣」就是潛意識裡驅使人習慣性地那麼想、那麼做的一個東西。例如說你起了一個心思，動了一個念頭，說了一句話，做了一個行為，這都會同時感應而生出這兩種種子：業種子和習氣種子，假如你以嗔心殺生，那麼，你就同時造了一分殺業，往後因緣成熟時要還他一命；殺生的同時還積攢了一分習氣，以後遇到同類的生命時，會自然而然地再起殺心。每個人都沾染有一些習氣，如果一點習氣都沒有，那就成佛、成聖。

當然聖賢也是從普通人修養出來，例如曾國藩年輕時也有不好的習氣，曾國藩卅歲出頭時，自己總結出來至少有四個毛病：第一個是心性浮躁，坐不住；第二個是為人傲慢；第三個是與人交往時浮誇虛偽；第四個是好色。

曾國藩年輕的時候非常好交際，所以他頭兩年在北京生活的日記中經常反省這個缺點，他說他「本要用功」，卻「日日玩愒」，結果「因循過日，故日日無可記錄」。

而曾國藩高傲的性格就來得更早了，他上北京之前他的老祖父就曾經告誡他：「爾的才是好的，爾的官是做不盡的，爾若不傲，更好全了。」曾國藩的祖父識字不多，他跟曾國藩說：你的才華是很好的，你的官也是做不完的，如果你不那麼傲，你就什麼都好了。因為性格高傲，脾氣火爆的曾國藩到北京頭幾年與朋友還打過兩次架。第三個壞毛病是對人表裡不一，例如有一次他的朋友黎吉雲來做客，黎吉雲新近做了幾首詩，就一併拿給曾國藩看看，曾國藩嘴上說「你這個詩做得太好了」，可是他自己知道這讚歎之辭並非發自內心，而且聊著聊著，曾國藩就開始故意顯擺高深，誇誇其談。第四個毛病是好色，例如在朋友家看到友人之妻，「注視數次，大無禮」，多看幾眼女主人，在另一家見到了幾個漂亮姬妾，「目屢邪視」，多次去看這些漂亮的「服務生」，曾國藩對好色這個毛病很痛恨，他說自己「恥心喪盡」，罵自己真不是人，好色是曾國藩覺得必須要戒掉的一個毛病。

為了祛除這幾個習氣，曾國藩有他的辦法，用他自己的話來說就是三個字十二句話。三個字是「清、慎、勤」，每個字分別又用了四句話來解釋。「清」字的四句話是「名利兩淡，寡欲清心，一介不苟，鬼伏神欽」，就是要看淡名利，廉潔守法，不屬於自己的東西一點兒也不拿，做到連鬼神都欽服；「慎」字的四句話是「戰戰兢兢，死而後已，行有不得，反求諸己」，意思是做事情勤

養生・先養 情氣神

勉謹慎，有一股置之死地而後生的投入，事情失敗的時候要從自身找原因；「勤」字的四句話是「手眼俱到，心力交瘁，困知勉行，夜以繼日」，就是要腳踏實地，知行合一，要勤奮，也就是說做事情要持之以恆。

曾國藩還說：「此十二語者，吾當守之終身」，他要求自己一輩子都要按照這十二句話來做，可見祛除習氣不是朝夕之功，必須要持之以恆。真正做到祛除習氣比較難，因為習氣總是很隱蔽很細微。祛除習氣的方法是堅持正確的東西並且持之以恆，在這方面中國國醫大師任繼學是榜樣，他特別喜歡看書，看書時一定會坐姿端正，他說這樣可以氣血調和，有利於養腦。除此之外，任繼學還有一個訣竅：午休，午休沒什麼了不起的，了不起的是他堅持了四十年。所以，任繼學說：光知道什麼是好習慣，什麼是壞習慣，這並不是最重要的，最重要的是把好習慣堅持下來。

如果在緊張繁雜的工作中懂得蓄氣而不耗氣，知道在一團死氣中領悟氣生氣的法門，等新的生氣慢慢長出來，也懂得守中庸，懂得內求自身本來的需要，而不再重複「拚命三郎」的生活，還能夠持之以恆地修正身上的習氣，那麼這個人在工作和社會上基本上沒有問題。

但是，僅僅解決這些問題還不夠，因為華人特別重視社會生活中的另一層面：家庭生活。家庭生活直接關係到一個人的生存，不高興這個工作，可以換一個工作，只

要不是什麼工作都不喜歡就問題不大。但是家不同，家家有本難念的經，家裡有難念的經，能換一個家嗎？客觀地說，換一個家的成本太高，一般人都不會這麼選擇。

下班回到家裡，「經」再難念也得接著念，還得儘量念好。在現在這麼一個競爭激烈的時代背景下，有時會很無奈地發現，一些能成功應對工作的人卻未必能在家庭生活中也得心應手。例如一些成功的、人到中年的企業家們自嘲地描述自己的中年狀態：「家庭進入分裂期，夫妻進入涼拌期。」

儒家理想裡父慈子孝、兄友弟恭、夫唱婦隨的狀態貌似與現實世界不甚相符，為什麼會這樣呢？原因很簡單，現在往往因為心太急而迴避儒家思想的核心理念，單單依據自己的需求而要求對方：做父親的就希望子女孝，做子女的就希望父母慈，做丈夫的只想著在家裡大權獨攬，做妻子的只想著丈夫立言、立德、立功……這種心態往往會忽略掉自己的養氣功夫，自然會陷入互相指責、埋怨的處境。

儒家處理關係問題的核心思想是一個「仁」字，思考方法是「推己及人」，起點是自然而然的親情，「幼而知愛其親，長而知敬其兄」，並不需要特別的灌輸與教育，是自然而然就有的，只要加以保護、培養就能夠「擴充」。擴而充之，儒家在討論夫妻關係的根基時也強調真情，所謂的「相敬如賓」不僅僅是表面上的禮節儀式，而

養生‧先養精氣神

是對對方的一種尊重和尊敬，出於真情、真愛，夫妻關係不只是妻子對丈夫如此，丈夫對妻子也是如此。現代家庭不能像古代那樣，講究一套禮儀，但內心對對方的誠實與尊敬仍然是必須的，並且也要有相應的形式。只有這樣，才能建立穩固而和諧的家庭關係。

關於具體的操作技巧，孟子其實也講到了。孟子說：「我知言，我善養吾浩然之氣。」養氣須知言，知言可養氣，兩者相輔相成，互為依存，構成一個無始無終的循環。

什麼是「知言」？孟子解釋是「詖辭知其所蔽，淫辭知其所陷，邪辭知其所離，遁辭知其所窮」，也就是辨別言辭的能力。中文的表達很有意思，很多時候根據字面理解會鬧誤會，但是這種理解能力能培養，一方面是理解語言的能力，更重要的一方面是理解情緒的能力。人跟人之間的交往要有感應，彼此明白對方的感受，這怎麼做到？就是要透過氣來溝通，而這種心靈的溝通重點在於把握一個「和」字。

「和」包括了大和、中和、和合、保和。現在提倡「和諧社會」非常符合傳統文化中「和」的精神。大和是一個目標，是一個極高的境界，具體地說，包括人與天地的和諧，人與人的和諧，人自身心身的和諧。中和，要求我們走中道，中庸，不要偏激。和合，要求合作、溝通、互動、互讓，這是處理人與人之間關係的一個基本準則。

現在有很多人之所以罹患精神疾病，主因是沒有和合精神，往往不善於溝通。這在企業家或上班族是一個比較普遍的問題。保和，就是要持之以恆地把大和的精神深入下去，堅持下去。大和，應該是中華民族的一個最基本的精神。

在「和」上面，怎麼能做到溝通，怎麼能做到和合，至少應該分三個層次：

第一，首先知道別人，了解別人。西方有一個叫做領導風格的測試，透過這個測試能了解這個領導是什麼樣的人。這個測試把領導風格分為五型：老虎型、孔雀型、變色龍型、無尾熊型、貓頭鷹型，這個分法與五行人格非常相近。而五行人格裡面，比這個領導風格測試還增加有一個內容，五行人格之間的相生、相剋、相沖、相行、相害等，五行人格還考慮五行之間的關係。這是達到和合的第一步，首先了解別人，然後再溝通。

第二，誠心誠意地讚美別人，發自內心地欣賞別人。讚美別人，這樣才能溝通好。在讚美別人的時候要注意技巧，讚美了以後，不要說「但是」。有一個小故事講古代有一個秀才很會做詩，他一看對面來了一個女子，馬上寫了一首詩：「遠看一姑娘，近看一朵花」，這個女孩非常高興，可是秀才接著寫：「足有三寸長，但是是橫量。」所以女孩子非常生氣，把他告到縣官那裡。縣官的名字叫西坡，這個秀才又做詩了，他說：「古代有東坡，現在有

五行人格

分金、木、水、火、土。

養生・先養精氣神

111

西坡。西坡比東坡，但是差很多。」這個縣官也非常生氣，把這個秀才拉去充軍。充軍到襄陽，秀才的舅舅在這個地方，見到他之後，兩人抱頭痛哭，這個時候這個秀才又寫一首詩出來了：「發配到襄陽，見舅如見娘。相對淚汪汪，但是只三行。」因為他舅舅是獨眼。所以說前面是誠心誠意地讚美別人，一說「但是」，一下子讚美的意思就一落千丈，讚美別人要講技巧。

第三，應該溝通。很多矛盾的產生都是由於不溝通所致。《易經》裡面有否、泰兩個卦，也就是成語「否極泰來」的出處。否卦是天在上、地在下，泰卦是地在上、天在下。為什麼泰卦地在上、天在下，是好的，是泰，而天在上、地在下的卦反而是否，是不好的呢？原因就在於不溝通。溝通的就是好的，是泰卦；沒有溝通的就是否卦，是不好的。天氣是往上升的，地氣是往下降的，否卦的格局就是位於上面的屬陽的天氣繼續往上升，位於下面的屬陰的地氣繼續往下降，這兩者沒有溝通，所以就不好。而泰卦是天在下，地在上、天在下，下面的天氣往上升，地在上，上面的地氣往下降，所以就溝通了，就安泰了。

「止怒反省」養氣法

就反省自身來說，當在工作上和生活中碰到不順心的事情時，華人文化一直強調多從自身找原因，所謂「吾日三省吾身，為人謀而不忠乎？與朋友交而不信乎？傳不習

乎？」而且正如前面強調的，想要解決這些麻煩，主要還是要在養氣方面下工夫。

　　但也無奈地發現，有很多事情的不順，外在的環境、際遇等也是非常重要的影響因素。現在很多人都會碰到煩心事，煩躁起來就容易發脾氣，容易批評，於是「憤青」這個詞在網絡上被頻繁使用，用來特指一類對社會現狀不滿而急於改變現實的青年。

　　客觀來說，社會、工作、生活等幾乎沒有什麼不能成為抱怨對象。批評社會或者別的，只是我們厭惡自身面臨種種問題的一種態度，而批評或抱怨本身對解決問題卻並無太多益處。更要命的是，許多時候我們並不是沒意識到我們的抱怨，但就是不願意直接面對問題，也不願對這種態度做出改變，因為抱怨最省力氣，也最不用負責任。更有甚者，隨著抱怨成為習慣，一旦陷入習慣的泥淖，人就更不知道如何改變。還有一種類型的「憤青」是一邊抱怨著，一邊也像他們自己指責的那樣生活著、工作，有一些人自命是「草根」，在網路上拚命批評，而事實上他自己並不是真的「草根」。

　　不過，說出批評意見也不完全是壞事，因為批評代表著希望改變。改變不如意的現狀，大概是人類的本性，《易經》裡講「變則通，通則久」，世間萬象唯有「變」是永恆的。只要抱怨批評所帶來的消極作用被意識到，改變的欲望就會升起。如果真要做到停止口頭的批評和抱

怨，行動起來做點什麼來改變，按照儒家的傳統則要從修身開始，而且始終圍繞修身展開，所謂「一是皆以修身為本」。首先得把自己修煉得有大氣度。

這種養氣功夫最早在孟子時就已經討論過，孟子說：「可欲之謂善，有諸己之謂信，充實之謂美，充實而有光輝之謂大，大而化之之謂聖，聖而不可知之之謂神。」這段話專門闡述養氣修心之道的次第。第一步是要有修身的意識，要真的自己從內心感到有修身的需求，有了這個念頭就是好消息，就是善。然後就是修身的功夫必須要在自己的身心上獲得效驗，有實踐，有體驗，這樣方能生起對修身的正確信念。由此再進一步「充實之謂美」，鞏固和充實這些修身而來好的方面，這是美好的。接著還要「大而化之」，把這些推廣應用到更多的領域，直到「聖而不可知之之謂神」的境界，也就達到「我善養吾浩然之氣」的境界。

一個人如果透過修身而有了孟子所說的「浩然之氣」，也會出現一些外在的徵象，按照孟子的記載就是：「其生色也，睟然見於面，盎於背，施於四體，四體不言而喻。」一句話，舉手投足之間自然而然流露出一種氣度，一種風範。

北宋時張載把儒家的修養氣度概括成了四句話：「為天地立心，為生民立命，為往聖繼絕學，為萬世開太平。」這四句話的氣量太大，表達儒者的襟懷。第一句

「為天地立心」，按照老子的說法「天地不仁，以萬物為芻狗」，天地沒有什麼偏見，堂堂正正，同時天地又是生生不息，生化萬物，所以，「為天地立心」有兩點：立心要正；要體悟天地的生生之德。第二句「為生民立命」，就是讓老百姓都能「安身立命」，讓老百姓都能明白自己的天命，知道有所作為，也知道止於至善。第三句「為往聖繼絕學」，特別強調道統的傳承是儒家學說的代表性特徵，修身的學問不是無源之水，都是有傳承的，修習儒學的人都自覺地有一種文化的擔當精神，自覺擔當起傳道的責任。第四句「為萬世開太平」，就是要開出太平盛世，而且不是一時一世，而是千秋萬世都是太平盛世。這幾句話中流露出來的大氣，就是儒家修身養氣所展現出的精神風貌。

儒家的這種養氣功夫傳承到蘇轍時，有了更具體的展開。蘇轍和蘇軾是兄弟，《宋史》裡記載蘇轍這個人是：「性沉靜簡潔，為文汪洋淡泊，似其為人。」和其兄長蘇軾比較，蘇轍少了一些瀟灑隨性、奔放豪邁，而多了一些厚重篤實和沉穩幹練。蘇轍說「文者，氣之所形」，美妙的文章是「氣」的形象表現，而「文不可以學而能」，想要透過學習模範而寫出好文章來基本沒什麼希望；但是「氣可以養而致」，「氣」是可以透過修養而得到的。

怎麼「養而致」呢？蘇轍具體化了兩個方面：一個是加強內心的修養，這個和孟子、張載所說的內容是一致

養生‧先養精氣神

115

的，都是從先賢那裡繼承來的學說；另一個是要依賴廣闊的生活閱歷，蘇轍說司馬遷寫的《史記》有「奇氣」，非常讚賞司馬遷周遊天下名山大川與燕趙之地，與英雄豪傑交遊的人生經歷。簡單來說就是「讀萬卷書，行萬里路」，「學而時習之」。司馬遷自己概括了他怎麼寫出《史記》，他用了三句話：究天人之際，通古今之變，成一家之言。「究天人之際」是哲學，追問與天、地、人有關的終極問題；「通古今之變」是歷史，審鑒歷史得失，傳承人本精神；「成一家之言」是文學，把囊括了全宇宙的那種氣度透過文字表現出來，於是我們看到了《史記》的「氣勇」，表現出勇於擔當文化精神的一種氣質。

「調息」養氣法

　　雖然每個人都各不相同，但有兩樣東西是人人都相同，那就是始點和終點。人生只有一種結果，每一個人都是如此，那就是死亡。要著急什麼呢？太著急，那叫「趕死」；始終不動彈，尸餐素位，叫「等死」。所以要把人生放慢、呼吸放慢；要學會欣賞、享受人生美麗的過程。

　　把呼吸放慢也就是調息，這不是指一大口氣一大口氣地呼吸，首先要明白調的這個「息」是什麼。按照修禪調息的分類總共有四種。第一種叫「風」，是「鼻息往來有聲」，就是吸進去呼出來聲響很大，這種呼吸不能守，守這種呼吸反而會使氣散；第二種叫「喘」，「雖無聲而鼻

中澀滯」，雖然不是呼哧呼哧的聲響很大，卻鼻中感到呼吸不暢，也不能守這種「喘」，「守喘則結」，會讓氣機鬱結；第三種叫「氣」，是「不聲不滯而往來有跡者」，沒有聲響也不澀滯，但是呼出吸進還是有痕跡可察，這種「氣」也不可守，「守氣則勞」，守這種呼吸法會讓氣耗損；真正可以守的呼吸法，是禪家所說的第四種，叫「息」，是「不出不入之義」，如果使用這種呼吸法，從外在徵象看不出來是在呼還是在吸的，「綿綿密密，幽幽微微，呼則百骸萬竅氣隨以出，吸則百骸萬竅氣隨以入」，呼吸的氣息很細密，很綿長，幽微而不能覺察，呼的時候四肢百骸和周身孔竅都隨之綻開，氣機隨之而往外排出，吸的時候四肢百骸和周身孔竅都縮回，氣機隨之而向內吸入。所謂的「調息」就是指要調這第四種呼吸。

　　具體怎麼做到呢？我也整理了一套很簡單的方法。《老子》曾說過天地就像一個風箱，人體裡也有一個風箱，可以在腹部體會出來，人的呼吸實際上是在拉風箱，腹部隆起、收縮就像是在拉風箱。練習慢呼吸，就是在人體的這個「風箱」上下工夫。開始的時候可以有意識地關注呼氣和吸氣，漸漸地不用太在意呼吸本身，把注意力集中在下腹部，關注腹部的升降、起落即可。升起時腹部隆起到頂點，收縮也是收縮到極致，這樣就會把呼吸放慢了。起、落一開始要用點力，漸漸地就不必要再用力，變得非常自然。每次練習這種慢呼吸至少要做六十次，每一

天至少要做兩遍，這樣就能逐漸地讓這種慢呼吸變成非常自然的一種呼吸。

我所主張的慢呼吸有四個要求：深、長、勻、細。

深，深呼吸，就是一呼一吸都要做到頭；長，指呼吸的時間要拉長，要放慢；勻，是指呼吸的節律要勻稱；細，就是指呼吸的氣息要細微，不能粗猛，也就是前面說的「綿綿密密，幽幽微微」。

這四個要求，一開始的時候是有意識這麼去練，久而久之，就變得自然而然。還要注意：「吸入一大片，呼出一條線。」吸進來的是自然環境中的清氣，要吸入一大片；呼出去的是體內的濁氣，要慢慢呼出，呼出一條線。當然，還有一點很重要，就是要用鼻子呼吸，不要用嘴呼吸。到一定的時候你會體會到，用鼻子呼吸時左右兩個鼻孔所呼吸的力度可能是不一樣的，吸進去的氣是不同的；再經過一段時間的練習，會發現左右兩個鼻孔之間的氣在那裡循環。

《黃帝內經》呼吸養氣法

把呼吸放慢是一種有效的養氣方法，我們要爭取能把它放慢到六點四秒，爭取形成一種習慣。練的時候，我建議大家要順呼吸，先不要急著練習逆呼吸，因為逆呼吸練不好容易「走火入魔」。不要自己隨便修煉逆呼吸，大家練順呼吸就可以了。

在這裡還是先介紹一種大眾可以用的行氣方法，這個方法是《黃帝內經》裡記載的，我整理出來的，叫「五十營呼吸法」。《黃帝內經》說天上有一種氣在繞著二十八宿運行，每一天運行五十周，這就是「五十營」。那麼在人身上呢？人身上不是有營氣、衛氣嗎？順應天道規律，營氣和衛氣每一天也是運行五十周。這樣的話，我們算一下，就是每二百七十次呼吸則營衛之氣運行一周。這樣折算下來之後，一息應該是六點四秒，也就是一呼一吸用的時間應該是六點四秒。現在正常人的呼吸，很多人發現一呼一吸也就是三、四秒。也就是說現在普通人的正常呼吸和「五十營呼吸法」比起來要快了很多，比《黃帝內經》記載的標準節律快了一倍。所以，要放慢呼吸，慢慢地練習慢呼吸，最好是達到一呼一吸所用的時間在六點四秒左右，這就是「五十營呼吸法」。

當然，需要練習到自然呼吸就這麼慢，不是靠刻意控制的慢下來，這裡也有一個標準。你不能把呼吸控制住，讓呼吸慢下來，心跳卻還是「嘭嘭嘭」跳得很快，那是沒有用的，正常的呼吸和心跳之間的比例是「一息四至」，也就是一呼一吸之間心跳四次。

「周天宗氣」養氣法

氣裡面也分為先天之氣和後天之氣。先天之氣是真陽之氣，在先天之氣的問題上各家基本沒有什麼爭議，所以

養生，先養 精氣神

119

小周天

氣功學術語。一種功法名。

指元氣與元神相交，即所謂坎離交媾。

又指真氣流通周轉於任督二脈的功法。《玄微心印·胎息第一》：「……後上前下，始為一轉，謂之小周天。」其方法為：閉目靜坐，鼻吸清氣。鼓腹使元氣降至下丹田，運氣過肛門，逆督脈而上，歷尾閭、夾脊、玉枕三關，至頭頂百會穴，再經面部至舌與任脈相接，沿任脈而下，經上、中、下三丹田而氣歸下丹田，是為一循環，即為一小周天，復可按原徑路循行。又指內丹術中的煉精化氣階段。

一開頭就講「人之大寶，只此一息真陽」。關於後天之氣的說法就比較多了，有的說是脾胃之氣，有的說是宗氣。這裡我們取一種說法：一個人的後天之氣也就是宗氣。

什麼是宗氣？前面已經解釋過了，這裡主要提出：宗氣是可以透過練習來養的。怎麼練習？那就是主要靠呼吸來練。

大家都會呼吸，都會自然呼吸，也就是順呼吸，自然而然的呼吸叫自然呼吸。而養後天宗氣的呼吸訓練與自然呼吸有所區別，要用練習逆呼吸來養宗氣。逆呼吸跟順呼吸的區別就在於，逆呼吸在呼氣時體內的氣是往下走的，所以胸、腹依次隆起，同樣的，逆呼吸在吸氣時體內的氣往上走，腹、胸依次收縮。練習逆呼吸的時候，先不要管吸氣怎麼樣，就管呼氣。

嚴格來說，逆呼吸時體內之氣的升降是循著任督二脈走行的，也剛好是小周天的路徑。呼氣的時候體內之氣下行，這是循任脈的路徑從人體前面的正中線往下走，下行走任脈一般都不會產生誤會，大多數人自然也就這麼理解的。而吸氣的時候，體內的氣往上升，上升的路線是沿著督脈走，這一點很容易被理解錯誤，實際練習中也最容易出差錯，很多人感覺到氣是在往上走，但是不是從督脈走，要麼還是從前面的任脈走，或從背部的膀胱經往上走。

因為想要氣從督脈往上走需要很深的功夫才能做到，

按照道家丹道修煉的說法，只有當後天之氣被「煉」成先天的元氣時，才可能沿著督脈往上升，而且需要的力量很大。丹道修煉裡說元氣沿督脈上行需要「過三關」，這三關很難過去，丹道形象地比喻成需要用牛車、鹿車、羊車拉著過關。所以，如果本身體內的氣還不足的話，等到氣到督脈，往往就會走火入魔。因此，練習逆呼吸時，只管呼氣，就管呼氣時氣往下走，先是中丹田發熱，然後下丹田發熱，這樣練就可以了。呼氣，氣往下走，下丹田就隆起，呼氣腹部隆起，吸氣腹部收縮，這就是逆呼吸。

道教修煉中有一句話叫「順者為人逆為仙，只在其中顛倒顛」，「逆」你就會成仙。「逆」的方法有很多要求，其中練逆呼吸就是很重要的一條。

> 第一階段是逐漸進入逆呼吸的階段。

1. 先開始關注呼氣，呼氣時氣往下行，先到達中丹田。

2. 每呼一次，意守中丹田，感到中丹田發熱一次。

3. 吸氣時，意念仍然中氣為和停留在中丹田。然後逐漸加大呼氣的力度，使呼氣變得更深長，每呼氣一次，意念想像氣從中丹田往下丹田運行。

4. 從中丹田開始往下丹田方向，腹部逐漸隆起，最後下丹田隆起。

5. 每呼氣一次，下丹田隆起一次。

6. 呼氣的要求是深、長、細。把呼氣的時間儘量拉長，同時要保持呼吸的勻稱，呼出多少，就吸入多少，保持呼

逆呼吸的具體方法：

1. 端正地坐在椅子上，兩腿分開，與肩同寬，含胸拔背，手結定印（雙手仰放下腹前，右手置於左手上，兩拇指的指端相接），放在下丹田處。

2. 頭正頸鬆，下頜內收，舌抵上齶。

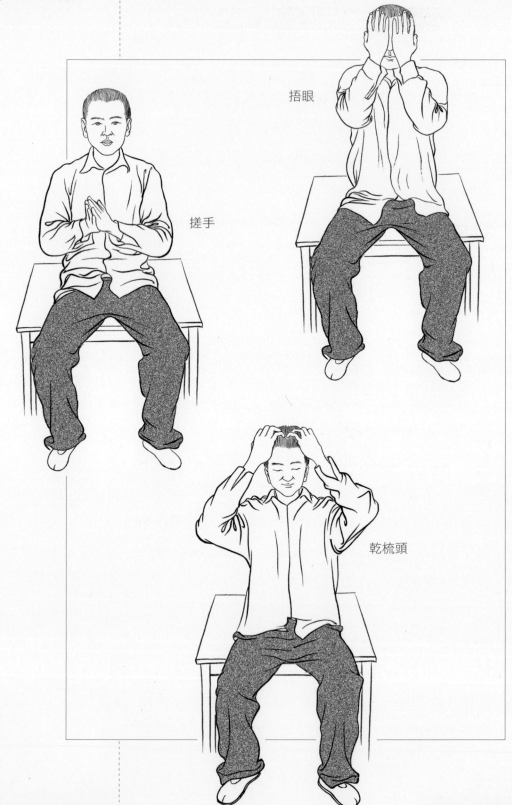

搓手

摀眼

乾梳頭

出的氣息要細，細微得讓人覺察不出來。

7. 意守下丹田，感到下丹田微微地發熱，隨著呼氣下丹田有規律地隆起，隨著吸氣下丹田收縮。

> 第二階段也就是收功之前的調整階段：

1. 要將逆呼吸換成自然呼吸，不再關注下丹田的隆起和收縮，而是把意念集中在關注呼吸上，讓呼吸放慢、放長、放勻、放細，使呼吸越來越細微。

> 最後階段：

1. 逐漸收功，感覺自己坐在自己的位置上，慢慢地睜開眼睛，雙手合十。

2. 將手掌搓熱，將搓熱的勞宮穴放在兩隻眼睛上，由下往上乾洗臉，把頭面部的陽經疏通。

3. 將彎曲的十指插入髮際，乾梳頭。

4. 用手掌的勞宮穴對準耳朵將耳朵捂住，鳴天鼓（用手指彈後腦勺）六次，突然鬆開被捂住的耳朵。

5. 叩齒，將口中的津液分三次緩緩嚥下，注意嚥下的路徑是：先到中丹田，後到下丹田。最後氣沉下丹田，慢慢地把呼吸放緩慢、調勻稱。

6. 學習逆呼吸一定要慎重，要有人指導，最好不要自己練。

胎息，是養氣的最高境界

古人的養氣功夫裡還有一種專門的功夫叫胎息。顧

名思義，胎息就是要像胎兒一樣呼吸，靠下丹田在動、呼吸。現在看來，這胎息好像也是不可能做到，後面會介紹一下古人的記載。

不過「氣」這個東西很有意思，有次我跟一位印度的瑜伽大師做一個對話節目，這個瑜伽大師六十八歲，是世界上現存的少數幾個能控制呼吸的大師之一，我猜他可能能夠做到胎息。我們倆對話時，他說英語，我聽不懂，我說漢語，他聽不懂，但是我們交流得很好。這種現象怎麼理解？要我說，這就完全是靠「氣」在溝通。人類其實有很強的這種溝通能力，只是學的知識越多往往越容易依賴知識，語言使用得越高明，往往越容易依賴於語言，那種天生的溝通能力反而減弱。

在對話節目中，主持人對印度來的瑜伽大師說：「大師啊，你遠道而來，一定要教教我們怎麼呼吸，怎麼控制呼吸。」於是這個大師嘩啦嘩啦說了一通，但是，主持人覺得他什麼也沒有教，沒有教任何一個具體的法門。主持人急了，說：「大師你要不教，我就不放你走。」結果大師又嘩啦嘩啦說了一通，可是還是沒有教。

細思考一下，印度大師到底教了沒有？按照我的理解，他從說話的第一個字到最後一個字，全在教怎麼呼吸。但是，他也確實根本沒告訴你具體應該怎麼做，沒有教你手怎麼做，腳怎麼做。但是，他已經在教你怎麼呼吸。為什麼？因為他從始至終都在告訴你：憤怒的時候怎

麼呼吸，生氣的時候怎麼呼吸，高興的時候怎麼呼吸，平靜的時候又怎麼呼吸……這些就是他在教我們怎麼呼吸。

概括起來，核心觀念就是要用「神」來控制我們的呼吸，心一定要靜。接下來我要談到古代文獻裡記載的胎息，胎息的要領也是一樣，一定要用「神」來控制呼吸。胎息說到底就是「神」控制呼吸的一種高明功夫和修為境界。古人說「習閉氣而吞之，名曰胎息，習嗽舌下泉而咽之，名曰胎食」，練習閉氣，然後吞吐氣，這就叫胎息。

既然是閉氣又從哪裡吞吐氣？古人說是「但以臍呼吸，如在胞胎中，故曰胎息」，不用口鼻呼吸而僅僅用肚臍來呼吸，就好像在母體中一樣，所以叫胎息。開始練習的時候，要想像著氣從肚臍這裡出來，吸氣的時候也從肚臍這裡進去，想像著把這肚臍的呼吸調得極細極微。一開始先閉一口氣，然後想著肚臍呼吸，數肚臍呼吸了多少次，可以數到八十或一百二十，然後從嘴裡緩緩地吐出一口氣。吐氣的氣息也要極細極微，達到吐氣時放一片羽毛在口鼻上而羽毛不被吹動的程度。這樣反覆練習，逐漸閉氣的時間會越來越久，數肚臍呼吸的次數甚至可以達到數千次。

古人還舉了一個例子，說葛洪每當暑熱最盛的時候就潛入到深淵的底部去，在深淵底下大約一天時間才出來，因為他會胎息。古人強調說「但知閉氣，不知胎息，無益也」，意思是說只知道閉氣，而不懂得胎息之法，對養生

而言是沒有好處的。

　　但是，我自己還達不到，我還不能胎息。關於胎息，我還想補充說明的有兩點，第一點是即使要練習，也一定要量力而行，順其自然的好，不要非得追求達到什麼功能，一執著就不符合養氣的根本精神；第二點是胎息畢竟屬於道教的修煉法門，道教很有意思，養生功夫很高，傳說最高境界是修成神仙而長生不老，但是必須要記住道教裡的修煉方法很多東西是用隱語記載的，今天很少有人能搞懂他們究竟講的是什麼意思，自己修煉時一定要注意到這一點，沒有真正的名師指導千萬不要自己亂練。

第四章

養神

養生要趁早，不要等到失去健康、身體衰老才想要保養。

看到長壽的人用不著羨慕，

只要會養生，有一天也能成為別人羨慕的對象。

每天都要吃飯，每晚都要睡覺，每日都要養生。

絕不能三天捕魚，兩天曬網，而是要天天堅持。

張其成這樣說

　　華人文化的支柱是原典，具體來說就是《易經》、《道德經》、《論語》、《六祖壇經》、《黃帝內經》，用一句話概括就是「易貫儒道禪醫，道統天地人神」。

　　講到養神，主要就是延續華人文化的道統，尋回游離的魂，涵養憯憯將滅的神。落實在個體身上同樣也是這個道理，多次在講課中講到養神的問題時，總是會問聽課的學生：「你們看到身邊的孤魂野鬼了嗎？」反覆告知一個道理，養神就是《道德經》裡說的「載營魄抱一，能無離乎」。要讓飄蕩在外的魂魄回歸到自己身上，然後「搏氣致柔」、「復歸於嬰兒」。

　　儒、道、禪、醫等各家的養生都非常重視養神，儒家講正心，道家講靜心，禪家講明心，醫家講養心。各家都有自己的境界和次第，儒家講「大學之道，在明明德，在親民，在止於至善。知止而後能定，定而後能靜，靜而後能安，安而後能慮，慮而後能得」，還講「吾十有五而志於學，三十而立，四十而不惑，五十而知天命，六十而耳順，七十而從心所欲不逾矩」；道家講「致虛極，守靜篤。萬物並作，吾以觀復。夫物芸芸，各復歸其根。歸根曰靜，是曰復命。復命曰常，知常曰明。不知常，妄作凶。知常容，容乃公，公乃全，全乃天，天乃道，道乃久，沒身不殆」，還講「藐姑射之山，有神人居焉。肌膚若冰雪，綽約若處子，不食五穀，吸風飲露，

乘雲氣，御飛龍，而遊乎四海之外；其神凝，使物不疵癘而年穀熟。」；禪家講皈依、發心、戒律、正見、止觀等五種核心次第，還講大眾、羅漢、菩薩和如來等諸多境界分別；醫家講「恬淡虛無，真氣從之，精神內守，病安從來」，還講學醫要經歷「誦、解、別、明、彰」的為學次第……可以說華人文化的修養功夫，歸根究柢都在強調一個「神」字。

講到養神問題，也是諸家內容兼收並蓄，大原則是圍繞文化來談精神修養和精神境界。在養生中，養神是關鍵，無論做運動、飲食、起居，如果沒有「神」，一切都是白費。我曾經親自問過幾位八九十歲高齡的國醫大師：「您是怎麼養生的，有什麼訣竅？」這些人在飲食或運動方面，各有各的習慣，但是有一條是所有長壽者都有，那就是每一個人的心態都保持得很好，換個說法就是懂得「養神」。

人體的生命活力

「神」這個字，右邊是一個「申」字，左邊是一個「示」。「示」是什麼意思？「示」上面兩橫，下面三豎，《說文解字》上說是「天垂象」；上面兩橫是天，下面三

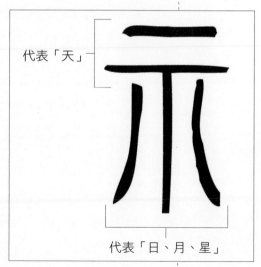

代表「天」

代表「日、月、星」

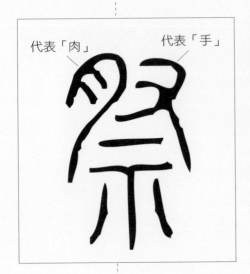

代表「肉」　　　　代表「手」

豎，象日月星，一豎是太陽，一豎是月亮，一豎是星辰，是最早古人對天象的一種崇拜，一種信仰。

因為古人崇拜天象而祭祀，後來這個「示」的意思就是祭奠、祭祀的意思。另外看這個「祭」字，祭奠的祭，一個肉，右邊是一隻手，這隻手抓住這個肉，在祭日月星。「祭」是一個會意字，這個肉是指什麼呢？是指「犧牲」，也就是指祭品。所以示字旁的字都跟祭祀有關；這個「神」字也是示字旁，表示和祭祀有關。

右邊這個「申」是什麼意思呢？申代表聲音，也代表意思。「申」，就是雷電的「電」。申本來就是指天上的雷電，閃電，所以它是最快速的。在人體而言，神是生命的主宰。廣義的神，是指生命的活力和精神的活動，把這兩個意思全部合起來，就叫神。我們經常說一個人「炯炯有神」，這個有神，就是生命活力的體現。

《黃帝內經》很重視人的「神」，《黃帝內經・素問・移精變氣論篇》說：「得神者昌，失神者亡。」不僅僅是說治病，也是說養生。診病時，可以用觀察病人的「神」，來判斷病人的預後。有神氣的，預後良好；沒有神氣的，預後不良。治病時，可以用針灸、推拿、藥物等來激發、調動人體自身的「神」——人體的生命活力和自

精氣神三態

精，偏於液體。
氣，偏於氣體。
神，是無形的，無體的。

癒能力。養生時，要重在養神，因為神旺則身強，神衰則身弱；神存則活，神去則死。

狹義的神，中醫上叫心神，也就是人的精神、思想、意識活動。這個神，主要藏在心，叫心神。中醫認為「心主神明」，「神明」是由心來控制的，所以養神最關鍵的就是要修心，修心來調神。具體總結，叫心態平和、心情快樂、心地善良、心胸開闊、心靈純潔。這個在《黃帝內經》和其他的經典，例如《老子》、《莊子》、《論語》、《孟子》，還有佛家經典裡都有大量的描述。能達到這五個方面，那就是真正的養神。

「神」是人體身上最快捷的，同時它的力量也是最大，也就是人的精神、意識和思想。中醫上講神為心之主，心主神明，現代科學也說，神也就是人的意識、思維活動，由大腦主管。西醫老說中醫「沒腦子」，中醫不說大腦，就說一個心，心就管思維；我說西醫叫做沒心，沒心沒肺，所以這個就是名相之爭。實際上中醫講的這個心，就包括大腦。

先天之神和後天之神

神，也簡單地分為兩個大類：先天之神與後天之神，也就是識神和元神。依道家說法，識神與元神的關係就是陰和陽、黑和白的關係。

沒有修行以前，神一分為二：一個是元神，代表著神

養生，先養精氣神

怎麼解救
被困的元神？

減弱識神對自己的控制，也就是減弱自己對知識性內容的依賴。

識神退去，元神自然就會成長。

裡面好的、正的、光明的一面，也是本源的東西；一個是識神，代表黑暗的、陰的一面，也就是因為後天的欲望、妄念、偏見等長出來的一個神。在還沒有修行之前，這種分別你不知道，也感受不到；一旦修煉到一定境界就會發覺，原來身體裡別有洞天，還有兩個神藏著，尤其是先天而來的元神更是神通廣大。

元神是先天之神，神通廣大，上天入地，無所不能，無所不知。儒、道、禪三家都講修煉，修煉到一定程度之後，直覺能力很強大。一般情況，我們無法控制元神，人越長大，接受各種各樣的訊息越多，元神越不容易顯現。

識神正好相反，識神控制住我們時就表現為沉迷於世間的各種事物，生出很多妄念，但是可以自由控制。按照道教或者中國化佛教來理解，識神也就是指引人去做不好的事情的神。

元神雖然隨肉身呱呱墜地而來，是一個人最初也是最本真的生命意識，這個意識是真、善、美的。出生之後，元神由於被封閉在肉身裡，肉身是透過眼、耳、鼻、舌等感官來與世界感觸，這個時候人就又有了識神，就是人根據肉身對現象界的感受而生出的欲望、貪念等，這樣，元神就像一個嬰兒被關在牢房，越來越發揮不了作用，所以，元神雖智卻也會因閉塞而迷失。那麼，修煉養神的思路就是要使元神從肉身的封閉中解放出來，元神一旦解脫出來，就能神性大顯，這就是人的生命智慧。

元神是道家修煉用語，概念類似靈魂及內丹術。修道人經修煉的元神可離肉身外出遊走天地之間（元神出竅），甚至捨肉身而去而單守獨存在，或飛昇，或轉世。中醫學說認為人的腦部就是元神所在。明代趙台鼎在《脈望》中說：「腦為上器元神所居之宮，人能握元神棲於本宮，則真氣自升，真息自定，所謂一竅開則百竅開，大關通而百關盡通也。」《錦囊祕錄》則曰：「腦為元神之府，主持五神，以調節臟腑陰陽，四肢百骸之用。」

識神是在身體大腦中形成的可以控制生命體行為的意識體。生命體從誕生那一刻起就不斷地用身體（包括肌膚和神經）和感官接收天地間各種事物的資訊能量，包括風雲、光影、陰晴、冷暖和聲音，在人類生命體中還會不斷接受人文事物，特別是大量地接受知識和生活教導，在大腦積累很多知識資訊和事物資訊。

五臟六腑都藏著神

《黃帝內經》說：「故生之來謂之精；兩精相搏謂之神；隨神往來者謂之魂；並精而出入者謂之魄。所以任物者謂之心；心有所憶謂之意；意之所存謂之志；因志而存變謂之思；因思而遠慕謂之慮；因慮而處物謂之智。」

也就是說，與生俱來的就叫做精，就是生命一開始從父母親那裡遺傳而來的，第一位的東西就是精，所以「精」是一個基礎。「兩精相搏謂之神」，陰精和陽精，

養生，先養精氣神

也就是父母先天陰陽二精合在一起，就有了「神」，也就是說「神」是陰陽二精聚合的產物。

「隨神往來者謂之魂」，「魂」跟「魄」不同，但都是「神」的表現。中醫把「神」分為五類：神、魂、意、魄、志。《靈樞・本神篇》把「神」分為不止五類，它分得更細，有魂、魄、心、意、志、思、慮、智，但是後來中醫就說神、魂、意、魄、志五類，分別對應五行的木、火、土、金、水。

「隨神往來者謂之魂」，「魂」就是隨著「神」往來，「神」到哪裡，「魂」也就到哪裡，「神」走了，「魂」也就走了。「並精而出入者謂之魄」，隨著「精」而進出的叫做「魄」。

「魂」和「魄」的區別是什麼？如果從裡外來說，「魂」在外面，「魄」在裡面，所以「魂」為陽，「魄」為陰。「所以任物者謂之心」，「心」是所以任物，任有主宰的意思，指揮萬事萬物的是由「心」來統領的。「心有所憶謂之意」，我們今天說「意志」，其實「意」和「志」是有一定區別的；這個「意」主要指心中有所回憶就產生的意識、意念，「意之所存謂之志」，「意」所存在的那個就叫做「志」。

這五神，魂、神、意、魄、志分別對應的就是肝、心、脾、肺、腎。肝主魂，心藏神，脾主意，肺主魄，腎主志。腎主志，一個人腎氣足的話，他的志向就強。一個

五臟五神表

心	主神明	心藏神	即精神、神志之類。平日所説的神色、神氣、神采、有神等都含此義。
肝	主謀慮	肝藏魂	所謂魂，是指精神意識活動的一部分。當肝不藏血，血不舍魂時則出現夢遊、囈語等表現。中醫所指的魂，是有其物質基礎的，「魂」是在「精氣」的物質基礎上變生的精神情志等功能活動。
肺	主治節	肺藏魄	為氣之本，在志為憂。所謂魄，是指精神意識活動的一部分，屬於本能的感覺和動作，如聽覺、視覺、冷熱痛癢的感覺和軀幹肢體的動作等等。
脾	主思	脾藏意	心有所憶，能知曉事物，故中醫認為脾有「知周出焉」的神志活動。
腎	主志	腎藏志	古人説，「在心為志」，即意謂著腎的神志活動與心神有密切關係。

五臟藏神表

五臟	五神	五方	五色	五時
心	神	南	紅	夏
肝	魂	東	青	春
脾	意	中	黃	長夏
肺	魄	西	白	秋
腎	志	北	黑	冬

長夏

夏季後期，也就是從立秋到秋分的時期。

人如果喪魂落魄，就是驚嚇得肺氣和肝受傷。

什麼叫思，什麼是慮？「因志而存變謂之思」，思就是思考，思考是根據志向。有了意志，隨著意志的變化，就要思考了。我要當科學家，那我怎麼當科學家呢，我應該走什麼樣的路，要怎麼樣來學習，要學什麼東西呢，一

步步思考下去。「因思而遠慕謂之慮」。思是近思，慮是遠思。有了「思」，還要考慮得更久遠一些，這個就叫慮。「因慮而處物謂之智」，「智」是有了思慮之後，按照思慮的結果處理人、事、物；你能這麼做，就是一個智慧的人。

七情六欲都能傷「神」

按照佛家對芸芸眾生的生存狀態之觀察，人的一生都是苦的，人來到這個世界上就是來受苦的。人生是怎麼個苦法呢？

《金剛經》把人的一生總結成七種苦：第一個是生苦，人生下來第一件事情就是哭，為什麼？因為苦啊，佛家認為人來到這個世界上就是受苦的，生苦還包括了人出生時母親所受的苦；第二個是老苦，老了什麼事都不能做，深感力不從心了，這是第二個苦；第三個是病苦，病了很痛苦；第四個苦是死苦，人雖然總是要死掉，但是大多數人還是怕死的，所以很苦；第五個苦是「愛別離苦」，與所愛、所喜歡的人分開，心裡很苦；第六個是「求不得苦」，想得到什麼總是得不到，心裡很苦，儘管所有人都是撒手而歸的，但是生而為人，往往習慣了去求、去抓，最後什麼也求不到，什麼也沒抓住，這個也苦；第七個「怨憎會苦」，冤家路窄總是碰面，這個人你討厭他，偏偏還天天見到他，於是心裡很難受。養神的目

標就是為了脫離這些苦，就是為了離苦得樂。怎麼才能離苦得樂？除了開悟佛法的智慧外，技術層面就是明白中醫所謂的「七情所傷」。

什麼是「七情」？我們都說「七情六欲」，可是要說出具體內容，恐怕比較困難。這也難怪，因為本來就有各種說法。七情就是人的七種感情、七種情緒。

七情的說法，各家差別不大：

佛家：喜、怒、憂、懼、愛、憎、欲

儒家：喜、怒、哀、懼、愛、惡、欲

佛教是從古印度傳來，所以它的名詞術語都是翻譯，翻譯不可能完全相同的，七情中的「憂」的另一種譯法就是「哀」，「憎」的另一種譯法就是「惡」。所以兩家說法一樣。

《黃帝內經》的說法有一點區別，七情指「喜、怒、憂、思、悲、恐、驚」，中醫學沒有把「欲」列入七情之中。什麼是「六欲」？六欲就是人的六種欲望、六種需求。

人要生存，懼怕死亡，要活得有滋有味，有聲有色，於是嘴要吃，舌要嘗，眼要觀，耳要聽，鼻要聞，這些欲望與生俱來，不用教就會。人究竟有多少種欲望？戰國時期雜家的代表作《呂氏春秋·貴生》一篇中首先提出「六欲」的概念，人的全生狀態，就是「六欲」都得到合理的滿足，但沒有說明是哪六種欲望。東漢高誘作了解釋，

養生，先養精氣神

六欲就是生、死、耳、目、口、鼻。後來有人把它概括為「見欲（視覺）、聽欲（聽覺）、香欲（嗅覺）、味欲（味覺）、觸欲（觸覺）、意欲」。這跟佛家的說法有很大的區別，佛家說的六欲是色欲、形貌欲、威儀姿態欲、言語音聲欲、細滑欲、人想欲。

現代人常說「情欲」這個詞。其實在現代漢語裡，情與欲還不完全是指同一種概念。情主要是指人的情感表現，屬於人的心理活動範疇；而欲主要是指人的生存和享受的需要，屬於生理活動的範疇。情太切傷心，欲太烈傷身，說明情與欲一個屬於「心」一個屬於「身」。當然情與欲是不能分開的，是互動的，還可以互相轉化。七情六欲是人類基本的心理情緒和生理要求，也是人類生活的最基本色調。

但七情六欲卻容易出問題。怎麼來對待這些問題？《黃帝內經》回答得很好，七種情志激動過度，就可能導致陰陽失調、氣血不和，從而引發各種疾病。所以七種情志一定要調理掌握適當。如果掌握不當，例如大喜大悲、過分驚恐等，就會使陰陽失調、氣血不調，首先是出現精神上的不調，然後就會影響到身體，形成各種疾病。《黃帝內經》將七情六欲做了一個分類，將七情，喜怒憂思悲恐驚歸結為五，那就是怒、喜、思、憂、恐，這叫五志。五志分別對應的是五行，也就分別影響到人的五臟，那就是肝、心、脾、肺、腎。

得神者昌，失神者亡

如何養神？就是要把人從對知識、科技文明的依賴中解脫出來。話好說，事不容易做。因為這裡要有兩個思考模式轉變：第一個轉變是要追問人類綿延不斷的核心祕密究竟在哪裡，它有什麼作用，然後去接續、把握，這樣元神才有了滋養的來源，人就不用再被識神所控制；第二個轉變是要審視人類文明中的兩個最基本的錯誤，明白為什麼說它是基本錯誤的理由，這樣識神所致的障礙才有消退的可能，元神才有機會成長。

人類之所以綿延不絕，而且不斷發展進步，主要是因為有一個文化精神。《黃帝內經・素問・移精變氣論》裡就說人是「得神者昌，失神者亡」，如果某人的病看起來很重，不過看他臉色、舌頭，把他的脈，發現從這些地方來看都還算有神，這個人的預後多半會比較好。所以現在有人說：很多人得病了，不是「病」死的，而是被「嚇」死的；對生病的人是這樣，對診病的醫生也是如此，高明的醫生能把握住「神」。

《黃帝內經》同時還告誡醫生說「粗守形，上守神」。僅僅關注形體的病變問題，這是比較粗淺的，比較低層次的；而關注神的變化，對神的變化了然於胸，這才是高明的。就養生而言，養神向來就被放在至關重要的位置，例如《類經・攝生類》裡說「善養生者，必寶其精，精盈則氣盛，氣盛則神全，神全則身健」，《養生三要》

則強調「聚精在於養氣，養氣在於存神」，「若寶惜精氣而不知存神，是茹其華而忘其根矣」，都是在說不養神而談養生，基本上就沒有抓住核心。

養神就是修心

當代人類有兩個基本的認識錯誤。說它們是「基本的認識錯誤」，是因為這兩個錯誤影響了當代人生活的各個方面，包括對當代人養生行為的影響，這兩個基本錯誤是：第一，人越來越聰明。其實不對，人不總是越來越聰明。人的左腦的確是越來越聰明，但是右腦卻是越來越笨。左腦被稱為語言腦，右腦被稱為形象腦，人的左腦主管語言、理性思考、邏輯思考、數理思考等，而人的右腦主管非理性思考、直覺思考和形象思考等。隨著人的進化，尤其是十七世紀牛頓力學誕生後，現代科學越來越發達，人的左腦越來越聰明；但是人的右腦，人的直覺能力卻下降，尤其是預感能力。

靈感能力的高低與先天之神有關，先天之神包括了人最初的那種赤子之心，它是親近自然的。所以越親近自然，靈感能力越強；越能保持自然本性，靈感能力越強。

小孩子的右腦思考發達，隨著學習的知識越來越多，右腦得不到鍛煉，逐漸地越來越弱；與此相反，知識的積累、判斷性內容的不斷加深，左腦越來越發達。換句話說，元神漸漸變弱，而識神漸漸變強大，所以綜觀的一生

發展，人也不是越來越聰明的。

第二，文化越來越進步。有的文化形態，例如說傳統的宗教、倫理文化，在西元前約五百年已經基本定型，那是人類文明的一個最高峰，叫「軸心世代」。世界上任何一個民族的文化都在那個時候達到一個高峰，然後就開始走下坡，現在還沒有出現第二個軸心世代。某種意義上說，人是越來越笨。整個人類文化到今天為止還沒有走出第一個軸心期，還沒有第二個人類文化的高峰出現。反過來說，軸心世代的精神文化的高度是整個人類文化的高峰，至少到目前為止如此，所以，我們更需要學習這些智慧、這些精神文化。

「神」從哪裡來？我覺得真正的精神是要從軸心世代的經典中來，從經典的文化來，養生要把握住這個「神」，才能提升精神境界，讓人活得有尊嚴，更有幸福感。

落實在每一個人身上也是如此。當我們朝向恢復元神、靈性的東西和削弱識神的東西前進時，將發現軸心世代所創造的文化是養神的最好工具。就養神而言，僅僅是依靠現代科學的那些內容，並不能保障人類享有幸福，來自於軸心世代的文化裡的智慧是解放元神的最大助力。

通俗來說，養神就是修心。儒家、道家、佛家和醫家，無論哪一家都非常關注修心。修什麼樣的心，雖然說法不同，但殊途同歸，而且都師法軸心世代的文化經典。

軸心世代

軸心世代（Axial Age 或 Axial Era），由德國哲學家卡爾‧雅士培於《歷史的起源與目標》（The Origin and Goal of History）提出的哲學發展理論。意指西元前八百年至西元前兩百年之間，在這段時期中，世上主要宗教背後的哲學都同時發展起來。

他認為，當時世上主要宗教背後的哲學都在公元前一千年的六百年間發展起來，大約從公元前八世紀到前二世紀之間。在這期間，不論是中國、印度及西方，都有革命性的思潮。在中國，軸心文明的標誌就是孔子（所謂「天不生仲尼，萬古如長夜」）及其儒家學說，基本上是一些倫理綱常、道德說教。

軸心世紀中國的聖人是孔子，西方在這個時期則是亞里士多德，而印度文明則對應的是釋迦摩尼。

儒家講的是正心，《大學》裡講：「大學之道，在明明德，在親民，在止於至善。」這叫三綱領，要「止於至善」；「知止而後有定，定而後能靜，靜而後能安，安而後能慮，慮而後能得。」經過止於至善、定、靜、安、慮，然後心安理得。那怎麼才能達到呢？那就要八條目：格物、致知、誠意、正心、修身、齊家、治國、平天下。儒家講的是正心，儒家「正」的這個「心」實際上就是仁愛之心。

　　道家的養神叫「靜心」。道家「靜」的這個「心」是一種虛靜之心、自然之心；這個「自然」不是大自然的意思，而是本然，指的是人本來的那個樣子。人本來的那個樣子就是虛靜的，所以要修這個虛靜之心。

　　佛家的養神講「明心」。「明」的這個「心」就是慈悲心、平常心、虛空心、精進心，也就是人的本心，所以叫「明心見性」。

佛家養神法──「不了了之」

　　佛家怎麼「明心」？四川成都寶光寺，有一副對聯：「世外人法無定法然後知非法法也，天下事了又未了何妨以不了了之。」「世外人」是指世外高人，是一些有很高智慧的人，一些超常、也就是右腦還非常聰明的人，這就是「世外人」。這些「世外人」是「法無定法」的。這個「法」是什麼？這個「法」就是太極。但是，到最後

他們又沒有「法」，那就是「法無定法」，沒有固定的「法」。這是什麼意思？這就是無極。

然後「非法法也」，掌握了這一點，就會知道原來這一切是「非法法也」。「非法法也」，你用不是「法」的東西，乃實「法」。因為最終是沒有「法」，但是這個沒有「法」的境界是從有「法」當中來的，這就是禪宗說的人生三個境界：參禪以前「見山是山，見水是水」，參禪的時候「見山不是山，見水不是水」，參禪以後「見山還是山，見水還是水」。

三個層次裡，後面一個是無極。最前面的一個層次跟最後面的一個層次看起來一樣，參禪以前「見山是山，見水是水」，參禪以後「見山還是山，見水還是水」，這兩個一樣，所以就構成一個圓。中間一個，它是一種否定，那就是太極，不要看到「不」或者「無」就以為這個是無極，不是這個意思。相對來說，最本源的東西是無極，在這裡的三個境界裡頭尾兩個都是無極，那麼中間這個「見山不是山，見水不是水」就是太極。這個過程就是從無極到無極的過程，前面是無極，中間是太極，太極否定之後又是無極，跟第一個無極不一樣，但是最後又是回歸到無極。我們再注意一下，就會發現三層境界裡的這兩個無極不完全一樣，它們的本源一樣，只是在認識它的過程中開悟，感受經過變化。例如說長江，最初看到它，是一種感覺，然後我下去游泳，游泳之後再看這個長江，是另一種

養生，先養

精氣神

感覺，跟一開始的那個感覺又不太一樣。其實長江還是那個長江，它本身沒有變，但是我卻從無極到太極，最後又回到無極；這個過程經歷了醒悟，經過一次反動，經過一次否定，達到最高境界。

所以人生就是要不斷「歸零」，不斷地回歸到無極。不斷地回歸無極，人的潛力就可能被不斷地開發。人的潛力非常大，因為人的潛力本身就有百分之九十五沒有被開發出來，那麼要透過「歸零」的方法來充分開發。只有東方的這種方法，也就是學《易經》的方法，六個字——死進去，活出來——能讓你開悟。你必須要先死進去，你什麼都要知道，你才能活出來。你沒死進去，不經過那個否定，你就出不來。

下面這一句：天下事了猶未了何妨以不了了之。「天下事了猶未了」，「了」就是完了，但是又是沒有「了」，有的事情是沒完沒了的，這就叫「了猶未了」。那怎麼辦呢？這種事怎麼辦呢？那就「不了了之」，這就是佛家的大智慧。佛家說一個東西，比如說一個杯子，是杯子，又不是個杯子。那究竟是杯子還是不是杯子？佛家叫「非是非非是」，既是又不是。大家來體會佛家說的這種最高境界，這就叫無極。

道家養神法——「少則得，多則惑」

道家關於養神的論述非常多，在道家很多學派的學說

裡，養神是養生最根本的法門。概括來說，道家養神主要有存思、內觀、守靜等。

《道德經》說養神就是要「虛其心，實其腹」、「致虛極，守靜篤」，進而「專氣致柔，能如嬰兒乎」。《太平經》中更是詳盡地論述了「守一」和「潛心」靜養的方法，認為養神乃一切養生的基礎和前提。葛洪在《抱朴子內篇》中也提倡「守一」之道，主張「欲長生不死，須恬愉澹泊，滌除嗜欲」，必須「靜寂無為，忘其形骸」。

唐代著名道士司馬承禎撰寫的《坐忘論》一書則系統論述養神的方法。司馬承禎在《坐忘論》中認為養神是一個循序漸進的過程，他的「安心坐忘之法」有七層。第一層叫「信教」，他說「夫信者，道之根，敬者，德之蒂」，「根深則道可長，蒂固則德可茂」。第二層叫「斷緣」，即要求「去物欲，簡塵事」，與一切有為俗事相隔絕，除去對物質利益的追求。第三層叫「收心」，司馬承禎認為物欲之起皆因我之知覺、感覺及思維意識的存在，欲長生則必須「塞其兌、閉其門」。第四層叫「簡事」，因為道家認為一切身外之物皆是「情欲之餘好，非益生之良藥」，例如孫思邈就認為「多欲則志昏」，因此道家的養生就要求人們簡斷事物，欲心不起，「必清必靜，無動汝形，無搖汝精，乃可以長生」。第五層叫「真觀」，收心、簡事之後，「日損有為，體靜心閑，方能觀見真理」。第六層叫「泰定」，收心之後還要虛心、安心，心

不納外事，也不分心於外界，即「心無所定，而無所不定」。第七層才叫「得道」，至此達到處物而不染，處動而不散，本心不起而離乎萬境的養神最佳境界。

道家養神的另一項核心技術叫「存思」，也稱作「存想」，也就是閉目靜思某一特定的對象，其目的是使外遊的神返回到身體中。按照道教說法，「存思」還有接引外界五行諸神進入人身之中的作用。至遲到魏晉南北朝時，「存思」已成為道教上清派修真的主要道法。「存思」之法也有一定的儀式程序，《存思三洞法》：「常以旦思洞天，日中思洞地，夜半思洞淵，亦可日中頓思三真。」按照《存思三洞法》的介紹，要求修煉之人先入室東向，叩齒三十二通，瞑目依次思洞天三真，各咽九氣，三真「下入兆身」中之「泥丸上宮」、「絳宮」、「臍下丹田宮中」，咽三洞氣畢，仰念祝詞；然後轉向南，思洞地之皇君，感受「靈符」、「祕言」，仰念祝詞；再轉向北，思洞源之仙君，感受「寶符」，仙君「入兆身臍下丹田宮中」，思畢便仰念祝詞；然後再轉東向，叩齒九通，咽氣九過。《存思三洞法》說：「子能行之，真神見形。」

道教認為「存思」這個修煉方法練得好，可以預知吉凶，去惡獲福，長生成仙。「內觀」亦稱內視、返觀、內照等，也是道家養神的一項主要技術，《太上老君內視經》對「內觀」作了較詳盡的闡述。《太上老君內視經》認為人體生命形體一旦生成，陰陽五行諸神就已布於周

身：「太一帝君在頭，曰泥丸君，總眾神也，照生識神，人之魂也。司命處心，生元也。無英居左，制三魂也；白元居右，拘七魄也。桃孩住臍，保精根也。照諸百節，生百神也。所以周身，神不空也。」但人在始生之時，是「神源清淨，湛然無雜」，而隨著後天的成長，則「形染六情，眼則貪色，耳則滯聲，口則耽味，鼻則受馨，意懷健羨，身欲輕肥，從此流浪，莫能自悟」，這就造成所謂的「神不守舍」。由於「心者禁也，一身之一，禁制形神使不邪也，心則神也」，所以內觀己身，則可以達到「澄其心以求存其神」的目的，如果「內觀不遺」，則能「生道常存」。

「守一」，即閉目靜思至高無上的「一」或氣，使它們常住於自己的身體，使自己精神完全，不致喪失。「守一」之法只是專注於「一」。《雲笈七籤》卷三三說：「凡諸思存，乃有千數，以自衛率多，煩雜勞人，若知守一之道，則一切不須也。」《太平經聖君祕旨》中說：「夫守一者可以度世，可以消災，可以事君，可以不死，可以理家，可以事神明，可以不窮乏，可以理病，可以長生，可以久視。」

究竟人身中之「一」是什麼？「守一」究竟應當守哪裡？其解釋不一。《太平經》說：「故頭之一者，頂也。七正之一者，目也。腹之一者，臍也。脈之一者，氣也。五藏之一者，心也。四肢之一者，手足心也。骨之一者，

脊也。肉之一者，腸胃也。」葛洪在《抱朴子・地真篇》中說法與《太平經》有所不同，葛洪認為：「男長九分，女長六分；或在臍下二寸四分下丹田中；或在心下絳宮金闕中丹田也；或在人兩眉間，卻行一寸為明堂，二寸為洞房，三寸為上丹田也。」後世道教所說的「守一」大都沿用《抱朴子》的說法。丹氣法、丹法，都有守丹田之說，這便是守一之法的演變。另外《雲笈七籤》所載的《元氣論》說：「一者，真正至元純陽一氣，與太無合體，與大道同心，自然同性。」總而言之，這個「一」就是「道」，「守一」就是「守道」。

儒家養神法──一是皆以修身為本

儒家怎麼養神？《大學》：「物格而後知至，知至而後意誠，意誠而後心正，心正而後身修，身修而後家齊，家齊而後國治，國治而後天下平。自天子以至於庶人，一是皆以修身為本。」按照儒家觀念，所有人都要以修身為根本。怎麼才算是修身呢？修身也就是修心，就是養神，提升自己的人格力量，提升道德境界，提高幸福指數。

修身的起點是「格物」。什麼叫「格物」呢？古人有不同的解釋，朱熹認為自然的萬事萬物之中都有最高明的道理，簡單來說，「格物」就是去認識、體悟到這個道理，然後人就有了修養，有了道德，也有了智慧。

明代大儒王陽明，開始時也非常相信朱熹的「格物

致知」，王陽明想知道天地之間最高明的道理，於是他就「亭前格竹」，坐在那裡去「格」亭前的竹子，反覆地研究這個竹子，非常勤奮，經過七天七夜，王陽明把自己搞得頭痛腦脹也沒「格」出道理。於是王陽明換了一個思路來理解《大學》的「格物」，他說「心外無理」，認為天理、道德、智慧都存在於人的心中，所謂的「格物」最終要在自己的本心上下工夫，而不是被外物所糾纏羈絆。

朱熹和王陽明說的都有道理，如果單就養神來考慮的話，我們認為王陽明的理解更有道理。按照這樣的思路，如果說「格物」是修身的起點，那修身的關鍵就在「心正」，心不正「格」出來的也只能是歪理。那麼怎樣才能「正心」呢？按照孟子的學說，「正心」就是要擴充四端，也就是守住並培養起人性中本來就有的善念。

孟子主張人性是善的，他提出人性中都有「不忍人之心」，「不忍人」，就是不忍心看到他人遭受不幸、痛苦，也就是憐憫、同情、體恤他人。孟子提出人有「四心」之說，這四心就是人人皆有的惻隱之心、羞惡之心、辭讓之心、是非之心。《孟子》裡講如果有人看見一個小孩掉進井裡，都會有「怵惕惻隱之心」。這絕對不是想以此來和小孩之父母結交，也絕對不是想要藉此在鄉里朋友那裡得到好名聲，也不是厭惡小孩的哭聲才這樣做。

這就是人性中的「不忍人之心」。孟子由「不忍人之心」進而推論得出「無惻隱之心，非人也；無羞惡之心，

四善端

具體來講為「惻隱之心」、「羞惡之心」、「辭讓之心」、「是非之心」；分別為「仁」、「義」、「禮」、「智」的源頭；孟子稱這四個源頭為「四端」。

養生，先養

非人也；無辭讓之心，非人也；無是非之心，非人也。」

　　惻隱之心就是人應當具有同情、憐憫之心。羞惡之心是指人對自己應當有知羞恥之心，對他人的不善應當有憎惡之心。辭讓之心則是說人應當有謙虛、謙讓之心。而是非之心是說人應當有明辨是非之心。孟子認為有這「四心」，才算是人，如果沒有這「四心」，那就和禽獸沒什麼兩樣。這四心是「四德」的開端。惻隱之心是仁的開端。羞惡之心是義的開端。辭讓之心是禮的開端。是非之心是智的開端。所以要修的心就是這個四心，也就是人的本性，總而言之就是叫仁愛之心。

　　儒家養神還要求「毋臆、毋固、毋必、毋我」。毋臆，這個「毋」通假「勿」，就是不要的意思，不要臆，就是不要主觀臆斷。不要必，這個「必」是什麼？「必」就是指那些僵化了的東西。如果想著「必定是什麼」，人心就不會變通，毋必就是不要僵化。毋固就是不要執著。毋我就是不要有私我，不要只想著一己之私。

　　儒家這麼說，道家也這麼說，莊子說要無績、無功、無名。還有佛家說的「三法印」，所謂「法印」就是一種大印，是一種最高的原則，是必須都要去遵守的，佛家的「三法印」是「諸法無我，諸行無常，寂靜涅槃」。諸法無我，各種法裡面不要守一個「我」；這個「我」是什麼意思，除了「我自己」的這個意思之外，這個「我」還指一種有形的實體。「諸法無我」就是說各種各樣的法都是

無形的，不是有形的。「諸行無常」指各種行為、各種現象都沒有常規，沒有常定。這其實也就是《易經》的「三易」中的「變易」，萬事萬物都在變。

萬事萬物都在變易，沒有不變的。「寂靜涅槃」又相當於什麼呢？它就相當於《易經》「三易」的「不易」，意思是不變、不易，寂靜涅槃就是最後回歸到無極，也就大圓滿了。有句俗語：靜坐常思己過，閒談莫論人非。「常思己過，莫論人非」屬於一種具體的做法，是無私無欲的具體做法。「莫論人非」就是不要去談論別人是是非非的東西。還有一些俗語，例如說「能吃苦乃為志士，肯吃虧方為賢人」……都是從反面的去做，都是具體怎麼做到「正心」的方法，都是養神的法門。

易家養神法──「感而遂通」

易家養神講究洗心，首先要靜，靜了以後再觀象洗心。怎麼觀象？《易經》裡《繫辭傳》說：「易，無思也，無為也，寂然不動，感而遂通天下之故」，這實際上是告訴我們觀象洗心的四個步驟。

第一步，無思也。意思是要靜，靜到沒有思維，沒有意念，排除一切雜念。大家先把眼睛閉上，什麼都不想，你能不能做到？可能很難做到。我講課的時候，很多人跟我說：老師你別讓我什麼都不想，這樣一來我反倒什麼都想了。這個時候我教你一個方法，你可以先用「有為

法」，再達到「無為法」；就是你可以先想一個地方，先想一念，然後讓思維守住這個地方、這個念頭，「以一念代萬念」。

第二步，無為也。無為是指行為上的，很多人覺得「無為」就是什麼都不要去做，就在家裡睡覺，其實不是這樣的。無為就是不要人為，不要按照自己的意念去做事情，而是按照自然大道去做事情，按照事情本來的樣子去做，所以叫「無為而無不為」。也就是說這個時候你在行為上不要按照自己的意念做事，不要按主觀意志做事。

第三步，寂然不動。這都是一步一步的遞進關係，第一步先沒有思慮，然後第二步行為上寧靜，這樣第三步就達到寂然不動。寂然不動，是哪裡不動？表面上看是身體不動，實際上不是，寂然不動是指心不動，心不動了就大動。「寂然」就是無聲無息，實際上就是一種永恆的狀態。拿太極圖來說，在這張圖上，心不動在哪裡？寂然不動就在太極圖的最下面。這個時候怎麼樣？立即白色的魚就長出來，就進入震卦，也就是「一陽來復」。也就是進入到第四步「感而遂通」。

第四步，感而遂通。寂然不動就到了坤卦，就像一天當中陰氣最旺盛的是子時，所以子時就活了。這是怎麼動？是感動，是感應。一下跟外物感應上，就明白「天下之故」，明白天下萬事萬物的本質和規律。「無思也，無

為也」相當於佛家說的「戒」，「寂然不動」相當於佛家說的「定」，「感而遂通天下之故」當然就是「慧」。觀象洗心，觀卦象、太極圖之象都可以洗心。

學《易經》要把六十四卦都學會沒那麼容易，但這個觀象洗心的方法，學一個卦就夠用了，這個卦就是乾卦。

在觀象的過程中，這個卦就是心靈狀態、人生過程的反映。乾卦把人生分六部曲：潛、見、惕、躍、飛、亢，你怎麼看出來你到了哪裡？要用的就是這個方法：「無思也，無為也，寂然不動，感而遂通天下之故。」先想像著把自己變成一個小人兒，走進乾卦卦象中，看你在六根爻的哪裡停下。我從二〇〇四年開始講這種方法，到現在做了一千多場測試，只要靜下心來走進去、停下來，那麼你停留的位置就是現在的處境，就是你現在的時空點，也反映了你的心理狀態。還有你看到的這個卦像什麼，也很有意義。

我曾在復旦大學講課，有一個人說：「張老師，我怎麼看了像幾隻蜈蚣。」那就很有意思，下課時我告訴他這代表什麼意思。他說：「太對了，就是這樣的。」什麼意思呢？他看到的這個象，就是他內心困惑、掙扎、矛盾，不知如何選擇的反映。還有一個人說：「怎麼像六根鐵棍。」我問他：「你觀了之後的感覺怎麼樣？」他說：「壓得我喘不過氣來。」我說：「那你再進一步看，還有什麼感覺沒有？」他說：「這六根鐵棍壓得我好害怕，很

乾卦

易家養神

1. 無思。也就是排除雜念。

2. 無為。不要只按照自己意念去做事。

3. 寂然不動。專指心不動，不亂。

4. 感而遂通。如此便可以明白道理。

養生，先養

153

恐懼。」我說：「你有牢獄之災。」後來這人果真入獄。不是說每一個人看了覺得像六根鐵棍，就都是要坐牢。有一個人說：「我看出六根鐵棍。」我說：「你什麼感覺？」他說：「我手抓在最上面那根鐵棍盪鞦韆。」我說：「你的困難馬上能度過，你有一種攻堅克難的氣派和能力，所以困難能度過去。同時也說明你做事太累了，有一種想歇息的感覺。」這就叫科學。如果所有人只要一看到六根鐵棍都要坐牢，這就叫迷信；雖然看到都是鐵棍，但不同的人感覺不同，要具體分析，這就是科學。

為什麼緊張、害怕，表示潛意識裡有一種恐懼感，做了虧心事，做了違法的事，將來被發現就會被抓到監獄。然後想像的這個小人兒再走進這六根線當中。你走啊、走啊，在這六根線當中行走；然後慢慢停下來。你停下來的這個位置就表示你現在處在這個階段，然後它會告訴你這麼幾件事：第一，這個時空點的整體情況；第二，你應該怎麼去做；第三，這樣做的結果是吉還是凶。《易經》實際上是一部人生辭典。遇到什麼難事，就翻一翻它，它是一個人生的指南，是一部辭典。當然真正要用好這部辭典，需要感應。怎麼感應？就是前面我們說的四個步驟，最後是寂然不動才能感應。我測試了一千多場，發現只要你是真的靜下來，那麼你的情況就跟《易經》上說的基本一致。這種觀象的方法就把儒家的正心、道家的清心、佛家的明心融為一體，並且是一個可以操作的養神方法。

醫家養神法——「變理陰陽」

醫家怎麼養神，《黃帝內經‧素問‧四氣調神大論篇》總結「夫四時陰陽者，萬物之根本也。所以聖人春夏養陽，秋冬養陰，以從其根，故與萬物沉浮於生長之門。逆其根則，伐其本，壞其真矣！故陰陽四時者，萬物之終始也，死生之本也，逆之則災害生，從之則苛疾不起，是謂得道。道者，聖人行之，愚者佩之。從陰陽則生，逆之則死，從之則治，逆之則亂。反順為逆，是謂內格。是故聖人不治已病治未病，不治已亂治未亂，此之謂也。夫病已成而後藥之，亂已成而後治之，譬猶渴而穿井，鬥而鑄錐，不亦晚乎？」

春夏秋冬四時，各有陰陽的變化，這是萬事萬物生長發育的根本，四時養生的總原則就是，春夏養陽，秋冬養陰。因為春天、夏天時陽氣主導，秋天和冬天時陰氣主導，所以春天和夏天要養陽，秋天和冬天要養陰。那麼怎麼來養陽，怎麼來養陰呢？這裡又有兩派說法。有人說春夏養陽，就是春夏要補養陽氣，秋冬要調養陰氣。也有人說，春夏本來是陽的，應該要泄陽，把陽氣泄掉些；秋冬本來是屬陰的，所以要把陰氣泄掉一些。那麼到底哪一種說法正確呢？春夏養陽，秋冬養陰，應該怎麼養呢？這陽氣是補還是泄？

其實不管是補還是泄，只要用得對都是養。所以，大家一定要注意到後面的這句話：「以從其根」，這個

養生，先養

「從」就是隨的意思，順應它、追隨它。也就是順著它來養，不論是補還是泄，其實不矛盾，順從這個根就行。「根」是什麼，「根」就是四時陰陽。這樣就「與萬物沉浮於生長之門」，誰與萬物沉浮於生長之門啊？這裡說的是人，人的這個生命就要跟萬事萬物一樣，隨著陰陽四時的升降「沉浮於生長之門」。

「生長之門」既是時間概念，也是空間概念。先得搞清楚是什麼時候生？春生夏長秋收冬藏，這是從四季來說，如果從一天中來看，半夜子時就是陽氣初生的時刻；如果從方位來說，就是東方生南方長西方收北方藏。這裡可以一起來看文王八卦圖，文王八卦圖裡方位、時間、臟腑都配好了。在文王八卦

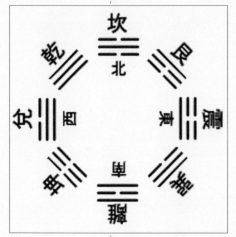

文王八卦圖

裡，會發現最北邊這裡，陰氣不斷盛漲，當陰盛到極致，反而是陽氣開始生的時候。

那麼，如果從人體來看呢，內在的五臟六腑最北邊對應著腎，腎這裡是陽氣開始的地方，腎陽是人身的第一縷陽氣；從人身的外面來看呢，最北邊對應的是會陰，所以，最早陽氣就在會陰這個方位開始生，陰氣從頭頂百會處開始生，所以道家的養生功對會陰穴、百會穴這兩個地方非常重視。

如果違背陰陽之道，生命之本就被傷害，真氣就被破

壞。所以陰陽四時、萬物從這裡開始，從這裡結束，它也是死生的根本。如果違背災害就生了，人就有各種病。

順應陰陽四時的變化，什麼樣的疾病都不會產生，這就叫得了陰陽之道。「聖人行之，愚者佩之」，道是聖人所去走，去實行，去遵循的；愚蠢的人是怎麼樣？是佩服它嗎？這裡的「佩」不是佩服，「佩」可以寫作「背」，就是違背。聖人去實行它、實踐它，愚蠢的人則違背它。順從陰陽的規律，你就會活，違背了就會死。順從它就會安寧，人體就健康，就正常；違背它就紊亂，就有疾病。順陰陽之道反過來變成逆陰陽之道，陰陽之氣就會隔絕，就會錯亂。所以聖人不去治那個已經得了的病，而去治那個還沒有得的病；不去治那個已經發生的亂世，而去治那個還沒有發生的亂世；這就叫做「治未病」。那麼怎麼治未病，治未病的核心是什麼？治未病的核心就是養生。

中醫有一個說法叫上工是治未病，中工治欲病，下工是治已病。總而言之，《黃帝內經》不是說已經得了病之後再去治，而是治未病。如果病已經發生才吃藥，這好比亂世已經形成再去治理，這些都像是渴的時候，再去打井，都太晚了。所以就要治未病。那麼調神，是治未病的關鍵。

《黃帝內經》四季養神法

《黃帝內經·四氣調神大論》中說：「春三月，此

謂發陳，天地俱生，萬物以榮，夜臥早起，廣步於庭，被髮緩形，以使志生，生而勿殺，予而勿奪，賞而勿罰，此春氣之應，養生之道也。逆之則傷肝，夏為寒變，奉長者少。夏三月，此謂蕃秀，天地氣交，萬物華實，夜臥早起，無厭於日，使志無怒，使華英成秀，使氣得泄，若所愛在外，此夏氣之應，養長（ㄓㄤˇ）之道也。逆之則傷心，秋為痎瘧，奉收者少，冬至重病。秋三月，此謂容平，天氣以急，地氣以明，早臥早起，與雞俱興，使志安寧，以緩秋刑，收斂神氣，使秋氣平，無外其志，使肺氣清，此秋氣之應，養收之道也。逆之則傷肺，冬為飧泄，奉藏者少。冬三月，此謂閉藏，水冰地坼，無擾乎陽，早臥晚起，必待日光，使志若伏若匿，若有私意，若已有得，去寒就溫，無泄皮膚，使氣亟奪，此冬氣之應，養藏之道也。逆之則傷腎，春為痿厥，奉生者少。」

根據〈四氣調神大論〉，春養生，夏養長，秋養收，冬養藏。那麼具體到一年四季，我們究竟要怎樣養生、養長、養收、養藏呢？

春三月，也就是農曆的正月、二月、三月，這三個月，是發陳的時候，也就是推陳出新，把陳舊的東西散發掉，新鮮的東西長出來，推陳發新的時候，陽氣重回，天地都是往上升的，萬物因此開始繁榮。

所以在養生方面，人應該晚一點睡，早一點起。晚一點是晚到什麼時候，十一點，早一點起是早到什麼時候，

五點。為什麼要晚一點睡，早一點起呢？這就叫做「法於陰陽」。因為與冬天相比，春天白天變長，所以白天活動的時間也應該相應變長，而晚上睡覺的時間則應該相應變短，完全跟天地之氣相呼應。廣步於庭，就是要邁大步，這個季節萬事萬物都已經生長，所以人到春天也要在庭院裡邁著大步。現代人可以到公園裡散步，這時一定要舒緩，不要把形體束縛，不要穿緊身衣，穿寬大一點的衣服，把頭髮放下。有些女生喜歡束著頭髮，這在冬天是對的，但到春天就不要再束髮，要把頭髮散開。

萬事萬物往上長，不要把形體束縛住，我們的神志才能順應天時往上長；氣血情志都要往上長，長了之後，不要有肅殺之氣，要給予，不要收取。在對人對事上要多誇獎別人，不要老去懲罰別人，在語言上要讚美別人，不要老批評別人，在做法上也如此，要賞而勿罰，這就是呼應著春氣的生長，這就是養生。

如果違背了這種養生調神規律的話，春天主肝，就會傷了肝。夏天本來是熱的，肝屬木，木生火，你這個木太弱，火就會不足，火不足就會寒變，各種寒症就會在夏天發生，所以你的肝沒養好，夏天就變成寒變。因此夏天養生，要生長收藏。

夏天，農曆四月、五月、六月，這三個月，萬事萬物長得更茂盛，天地之氣交了，萬物開花結果，也就說這個時候的陽氣更加茂盛。這時的調神，和春天一樣，也是晚

一點睡，早一點起，但是要注意，它是更晚一點睡，更早一點起。因為這時的白天比春天更長，晚上比春天更短，所以活動的時間要更長一些，休息的時間要更短些，完全跟季節相呼應。不要討厭太陽。什麼意思呢？人啊，一般到夏天時特別害怕太陽，尤其是現代人夏天都躲到冷氣房裡面，這種習慣不好。不要討厭太陽，就是說要乘涼，要自然乘涼，不要用人工空調製造的冷氣去乘涼。自然乘涼，當然也不是說到太陽底下去曝曬，而是說到自然界陰涼的地方去乘涼。這個季節外面自然界的花，有的開始結果實，但是有的還沒有結，所以有的長得更加的茂盛，有的果子結得更加強壯。這個季節陽氣太盛，這個時候氣是最足、最旺盛的，情志、情緒都容易發怒，所以這個季節不要讓它發怒，人也要模仿自然界，要讓它泄掉一點，好像在外面要珍惜自己的情志一樣。

要注意，夏天情緒容易高昂，容易得心血管疾病，所以這時氣要泄掉一些，但是不能泄得太多，意念好像在外面，同時又要保存住一些。這就是適應夏氣的變化，這就是「養長之道也」；養長，要讓它生長，但是又不能太過分，到太足的時候要泄掉一些。如果夏天「養長之道」沒養好的話，違背了養長之道，就會傷害心，秋天就會痎瘧，瘧就是寒熱往來，「痎」是個通假字，通「咳」，也就是說秋天到了會咳嗽，肺臟有問題，這樣冬至就會容易罹患重病。

秋三月，也就是農曆七月、八月、九月，這三個月，天氣越來越急了，地氣也明了，要從容平和不急不躁。這時要早一點睡，早一點起。因為這個季節白天開始變短，黑夜開始變長，所以白天工作的時間也要短一些，晚上睡眠時間長一些，完全跟自然界的季節變化同步，要跟雞的這種生活習慣一致，雞鳴則起，雞睡則睡。秋天是肅殺之氣，要把這個肅殺之氣減緩一些，這時意志要安寧，收斂神氣，不要把神志往外洩漏掉，因為秋天主肺臟，要使肺氣清，這就是適應秋天，這就叫「養收之道」。如果違背「養收之道」，那肺氣一傷，肺屬金，金生水，肺和大腸相表裡，到冬天就會消化不良，就容易拉肚子。

冬天時叫閉藏，萬事萬物都收住。這個季節陽氣最少，所以一定不要去驚擾陽氣，要加長睡眠時間，早臥晚起，要早一點睡，晚一點起。因為冬天夜長晝短，所以睡眠要最長，工作時間也是最短的，一定要等到太陽出來再起床。

神志也要像冬天那樣收藏住，要好像自己有所收穫，不要使它外泄，要遠離寒冷、接近溫暖的。人體體內的溫度肯定比體外高，所以這個時候不要讓它從身上的皮膚泄掉，不能使氣反覆地被消耗，這就是適應冬天之氣，就是「養藏之道」。如果違背「養藏之道」，因為冬天主腎，就傷腎，腎臟就有問題，腎為水，到春天時它就弱了，就容易得病。

養生，先養精氣神

一個字調神法

二〇〇九年的中國年度風雲人物是文懷沙，他提出儒家、道家、佛家這三家的養生，都可以各用一個字來概括。他認為儒家養生就一個字「正」，道家的養生就一個字「清」，佛家養生就一個字「和」。只要誦讀這三個字就可以養生。鼓足丹田之氣，來試著誦讀一下這三個字。讀的時候儘量發音要長，感覺一下，每個字在發聲時，氣是怎麼走的。仔細琢磨會發現，「正」字的聲音走不長，因為氣往上走的時候聲音很容易斷掉；「清」是往下，而「和」在中間。

說儒家「正」有一定的道理，不過後來我一直琢磨，總覺得還有一點問題，因為道家、佛家也都講「正」，佛家講正見、正思維、正語、正業、正命、正精進、正念、正定，這是「八正道」。所以，我總覺得「正」字來代表儒家不太夠。然後是這個「和」字，儒家、道家、佛家都講「和」，儒家的「和」叫「喜怒哀樂之未發謂之中」，「發而皆中節謂之和」，「中也者，天下之大本也；和也者，天下之達道也」，也就是中庸。道家《老子》講「道生一，一生二，二生三，三生萬物，萬物負陰而抱陽，中氣以為和」。佛家也講中和。所以，我認為「和」字還不夠能代表佛家。 反覆琢磨後認為，儒家是頂天立地，孟子說「我善養吾浩然之氣」，所以儒家之氣是往上走的。

在道家看來，人是最渺小的，道家說「宇中有四大，道大，天大，地大，人大」，人排在最後一個，最渺小，所以「人法地，地法天，天法道，道法自然」。人是最渺小的，要像水一樣，往低處走，所以道家之氣往下走。儒家是往上的，儒家偏陽，所以我們發「陽」這個字的聲音。道家偏陰，所以我們發「陰」這個字的聲音。佛家是空，所以我們發「空」這個字的聲音。陽、陰、空這三個字，我們可以經常誦讀，邊誦讀邊感受它帶動身體氣機，當然還可以加入儒家、道家、佛家的意念觀想，可以達到一定的養生效果。

五心養神

我根據《黃帝內經》總結出在修心方面的五個心。

首先心態要平和。《黃帝內經》說「恬淡虛無，真氣從之。精神內守，病安從來？」也就是說恬淡少欲，病還從哪裡來呢？那就不會有病。所以首先是要恬淡。「恬淡」的意思就是要少欲望，然後虛無，也就是沒有欲望。真氣在十二經脈和奇經八脈裡面運行，按照這個運行，然後將精跟神都內藏住，那就不會有病。

那麼要怎麼少欲望呢？下面接著又說「是以志閑而少欲，心安而不懼」。《黃帝內經》告訴我們說要「志閑」；「志閑」的這個「閑」是個動詞，「閑」字「門」的中間是一個「木」字，它最早的意思就是擋住。所以意

養生，先養

精气神

163

志受到外面事物的侵擾，就用一個門閂將它擋住，「志」就不會亂。所以這個「閑」是動詞，只要把外在的虛邪賊風給擋住，就可以少欲，心安理得，就沒有恐懼。也就是在說要少欲望，要恬淡，心態才能平和。

其次要心情快樂。

大家不要有憤怒之心，因為憤怒之心實際上傷害的是自己，不要拿別人的錯誤來懲罰自己。但是人難免有時候會憤怒，我教大家一個控制憤怒的辦法。當你每次想發怒的時候，你先停十秒想一想，然後再採取下一步行動。你是想發火，還是不發火，還是有什麼處置的方法，停十秒鐘，你就一定不會做出太過激烈的事情。很多東西完全是主觀的，你覺得它好吃就好吃，覺得它美就美，你要覺得它不美就不美。關鍵是要自足，要感恩。老子已經告訴我們方法，一個字「反」，往反向想，往對面一想，馬上會笑。一定要反向思考。一個人經常反著來想，一定是個中和的人。例如說現在太得意了，什麼都順利，這個時候你就要反向來想，那就不會太得意忘形。

第三要心胸開闊。

《黃帝內經》第一篇〈上古天真論〉提到：「遊行天地之間，視聽八達之外。」就是要向中古的至人學習，胸懷要開闊，就像遊行在天地之間，要把眼光放寬，把聽力放大，要四通八達，放寬到八方之外。視覺、聽覺達到四面八方以外，實際上是指人的心胸要開闊，不要計較於眼

前利益，不要局限於自我，或者說一個家庭。這一點對於心理的調節，對於養神是非常重要的。

要達到心胸的開闊，首先就是要能忍讓，要寬容。有一副對聯：「忍一時風平浪靜，退一步海闊天空。」還有一副對聯：「能受苦方為志士，肯吃虧不是癡人。」一個心胸開闊的人，不會為小事斤斤計較，不會為私利狗苟蠅營，他的精神是快樂的，身體是健康的。

第四要心地善良。

《黃帝內經》裡講「天真」有兩個意思，一個是指天然的真氣，還有一個意思，也是最重要的一個，則是指天然的本心。人之初，性本善，所有人的本性都是善良的。《黃帝內經》裡說要「德全不危」。德要全，而不要有缺失。《靈樞·本神》說：「天之在我者德也，地之在我者氣也，德流氣薄而生者也。」說明德是與生俱來，生來就存在的一種天性，符合本性就叫有德。這個「德」就是天真。心地善良就是要保持一顆淳樸、天真的心。只有保持天然的真氣，天然的這種品德，才能做到心地的善良。

孔子就特別強調人要有「德」，最高的德就是「仁」。「仁」字是一個單人旁加一個「二」字，本義是說二人的關係，引申為人與人之間要有愛心，所以「仁」就是愛心、仁愛之心，「仁者愛人」，後來就有了「仁愛」這個詞。這個仁愛之心是人的本性，「人之初，性本善」，人性本來就是善良的。一個人只有保持這種善良的

養生，先養精氣神

本性，才能健康快樂。試想一個心術不正，成天算計別人，沒有一點仁愛之心的人，他能快樂嗎？一個不快樂的人，他能健康嗎？

第五要心靈純淨。

《黃帝內經》說的「恬淡虛無」實際上分兩個層次，「恬淡」說明心態的平和，少私寡欲；而「虛無」則是更高一個層次，是心靈純淨、沒有雜染的層次。這與孔子的「仁愛」、老子的「虛無」、釋迦牟尼的「虛空」境界一致。心靈純淨不僅是健康、快樂、智慧的源頭，更是人生最美妙、最高明的境界。

現代很多人常常去佛寺、道觀，如果只是去燒香拜佛拜神，祈求神佛保佑，那麼動機和目的可能偏了。因為神佛不可能保佑所有的人，更不會保佑那些心性邪惡的人，他們只保佑心地善良、心靈純淨的人。實際上，在佛寺、道觀應該做的最重要的事，就是洗淨自己的心靈，安頓自己的靈魂。當然不是說只在菩薩、神仙面前，心靈要純淨，而是說在日常生活中都要保持純淨的心靈。

我們只有不斷地淨化自己，才能真正快樂、健康。心靈純淨是養生的最高境界，也是前四心——心態平和、心情快樂、心胸開闊、心地善良的起點和終點。這就是《黃帝內經》中的五心調神法。

第五章
推薦養生法

精是生命的物質，氣是生命的能量，神是生命的主宰。

養精是養生的基礎，

養氣是養生的途徑，

養神是養生的關鍵。

想養生，只要釐清精氣神三字，即可一通百通。

「涵三為一」

把錯綜複雜的東西和諧成一個東西。例如和麵，拿麵粉和水融合，麵粉是乾的固體，水是濕的液體，混合後形成一個東西，這個「一」既不是水，也不是粉，同時它既是水又是粉，因為裡面既有水又有粉。

張其成這樣說：涵三為一

精氣神養生合而不分，養精法中要調氣，也要調神；養氣法離不開調神，也要用到養精；養神要落實到養精、養氣上。這其實內含一種思考方式，我把這種思考方式總結為「模型思維」。想要真正理解華人與華人文化，就必須了解這種「模型思維」，這種思維的核心是「涵三為一」，歸結到最後都是一個「一」，八卦、五行、四象、三才，都涵在這個「一」裡。同樣道理，華人傳統文化中蘊涵的養生觀念也都是「涵三為一」──精、氣、神並重並養。「涵三為一」最後得到的那個「一」就是「和」，精、氣、神養生最高的境界也是精、氣、神三者的和諧、和合，三者的和諧是整個養生進程中貫穿始終的原則。

陰陽五行都在「一氣」中

按照《周易・繫辭傳》說法：「易有太極，是生兩儀」，可知陰陽兩儀是從太極中產生；如果說太極是宇宙的本源，陰陽就是宇宙的最基本構成。宇宙一切事物可以分為陰陽，每一事物也可分為陰陽；陰陽是從功能和屬性上對萬物所作的分類。

陰陽是從萬事萬物的相對概念中整理出來，認識廣泛的領域、矛盾現象和實際經驗。陰陽爻符號是上古初民對宇宙萬物陰陽屬性的最抽象概括，六十四卦尤其是乾坤、泰否、剝復、損益、既濟未濟等相互對待的卦象，為陰陽

陽與陰

陽，代表光明、正向、運動、白色、剛強、外在、奇數、正數、俯下、實際、左邊、德生、開放等一系列含義。

陰，代表陰暗、反向、安靜、黑色、柔和、內在、偶數、負數、仰上、空虛、右邊、刑殺、關閉等一系列含義。

分類提供重要資料，《易傳》陰陽二分構成是對陰陽學說的進一步發展。

陰陽分類是有前提的，這就是必須是有關聯的事物或者是同一事物。有關聯的事物如日和月，都是天體星球，日為陽，月為陰。而日和人、月與鳥就沒有什麼內在關聯性，因而無法分陰陽。任何一個事物都可以分為陰陽兩面，如人可分為男人（陽）、女人（陰）；人有剛強、向上、光明的一面（陽），又有軟弱、退卻、陰暗的一面（陰）；人分前胸（陰）與後背（陽）、上肢（陽）與下肢（陰）、體表（陽）與內臟（陰）、五臟（陰）與六腑（陽）……

中醫認為人體結構任何臟腑、組織都可分陰分陽。就臟腑為言，臟為陰，腑為陽；就臟而言，心、肝為陽，腎、肺為陰；就每一臟而言，又有心陰、心陽，腎陰、腎陽等。五臟六腑所作的五行分類，實質上是陰陽分類加上中間關係。陰陽為兩儀，由太極（第一級劃分）產生出來。陰陽的進一步劃分（第二級劃分）即為四象。

《周易·繫辭傳》說：「兩儀生四象。」四象是太陽（又稱老陽）、太陰（又稱老陰）、少陽、少陰。四象是陰陽的高一層次劃分，由陰陽兩儀發展而來。太陰、太陽象限內是純陽；少陰、少陽象限內是各含陰陽。四象代表四方、四時、四至二分等。太陽為陽中之陽，指的事物中又分屬陽的一面。事物的陰陽屬性只是相對，其中任何

養生，先養精氣神

一方又可分為陰陽兩面。其陽的一面本身又分陰陽，其中陽中之陽即太陽，又指在陰陽屬性依不同的關係而相對變化時，事物的兩種屬性均屬於陽者。

少陰為陽中之陰，指陽的事物中又分屬於陰的一方面；又指某一事物的兩種屬性中，前一種屬陽，後一種屬陰。太陰為陰中之陰，指陰的事物中又分屬於陰的一方面，又指某一事物的兩種屬性均屬陰者。少陰為陰中之陽，指陰的事物中分屬於陽的一方面，又指某一事物的兩種屬性中，前一種屬陰，後一種屬陽。

陰陽又分重陰、重陽。

「重陰」「重陽」

1. 《黃帝內經》提出。

2. 重陽指兩種屬於陽的性質同時出現在一個事物上。如晝時的日中（正午），白晝為陽，日中為陽中之陽，故稱重陽；把自然氣候與人的病變聯繫起來，如夏屬陽，暑為陽邪，故夏月感暑，也可稱為重陽。

3. 重陰指兩種屬於陰的性質同時出現在一個事物上。如夜時的夜半，夜為陰，夜半為陰中之陰，故稱重陰；把自然氣候和病變聯繫起來，如冬季屬陰，寒為陰邪，冬季感受寒邪，也可稱為重陰。

四象的進一步劃分（第三層劃分），即為八卦。《周易‧繫辭傳》說：「四象生八卦。」八卦的進一步劃分

（第四層劃分），為十六卦。其規律是一分為二，逐層劃分，無可窮盡。

陰陽說的是一分為二，可以無限地分下去，任何一個事物，都會分成兩個方面。用陰陽的思路看，能讓你對一個籠統的、囫圇的、混沌的那個「一」，做出非常精確的劃分，能夠更細膩地了解事物，這就叫：既知其一，也知其二。但是，只知其二，只知陰陽，還是不夠的，還要知其三。因為事物到分出陰陽這裡還沒有完，還沒有穩定，分出的陰陽還需要合到一起去，還要「沖氣以為和」，這個「沖」就是「中」，有了這個「中」就能陰陽調和。

除了把萬事萬物以陰陽的思路分析，華人還認識到木、火、土、金、水是構成世界的最基本物質，並由此引申為世間一切事物都是木、火、土、金、水這五種基本物質相互之間的運動變化生成，它們之間既相互滋生又相互制約，在不斷地相生相剋運動中維持動態平衡，這就是五行學說的基本含義。據考證，五行在商代甲骨文裡面就有萌芽，但還沒完全出現。

據甲骨文專家考證，在甲骨文中就有「四方」之說。商代崇尚的是中央，所以就有五方的觀念，四方加一個中央就是五方。我認為五方的觀念是中國在空間問題的覺醒，這樣五行就誕生。我最後的結論是，五行來源於古人時空意識的覺醒。有時間、有空間，首先是空間。因為空間比時間更好把握。

　　來看一下五行的「行」字，這個行字就是一個空間。又發現在鐘鼎文，就是金文（甲骨文以後是金文），那上面出現大量的「亞」字。這是什麼意思？這就是華人崇「中」的開始，也就是崇尚中央。在殷墟甲骨文和金文裡大量的「亞」字出現，這就是五行的開始，即有了五方的觀點，而且崇尚「中央」。

　　所以商代是五方觀念出現最早的時期，也是在世界文明裡五行思想呈現最早的時期。商代距今已三千多年，也就是在三千多年以前就出現五行。五行最關鍵的地方在中間，所以五行崇尚的是「中」。「Ⅹ」字構造非常巧妙，《說文解字》上解釋「交五也」，就是交叉，交叉當然中間有個點，也就是崇尚中。

　　商代以後，西周開始出現五行學說，《尚書·洪範》裡講到：武王伐紂後建立起周代，武王不知道怎麼治國，於是他想起一個人，決定向這個人請教，這個人就是商紂王的堂兄箕子。箕子懂得治國之道，所以周武王問他怎麼治國，箕子也很樂意幫武王。

　　箕子說治國實際上有九種方法，叫「洪範九疇」。洪就是大，範就是規範、規則，所以叫「洪範九疇」，是指九種大的方略、大的規則。其中第一種就叫五行，即一曰水，二曰火，三曰木，四曰金、五曰土。請注意這個次序，第一位是水，第二位是火，第三位是木，第四位是金，第五位是土。這個特別重要，這是五行在古典文獻當

　　春秋戰國時期，出現五行相勝的學說，「勝」字什麼意思？勝就是剋，相勝就是相剋。也就是說最早出現了相剋的學說，後來到戰國時期才出現了相生的學說。先有相剋，後有相生。春秋時期出現許多關於五行相勝學說的記載，這是我的考證。一般學術界考證說五行相剋是戰國時期才有，而五行相生是到漢代才有的。我已經查出來不是如此，因為早在春秋時期的《墨子》就有五行的說法。

　　春秋時期兩部著名史書，都是左丘明所著。一本叫《左傳》，全名《左氏春秋傳》，另外一本叫《國語》。司馬遷曾述：「文王拘而演周易；仲尼厄而作春秋；屈原放逐，乃賦離騷；左丘失明，厥有國語。」這兩部書都是描述春秋時期，這裡面就有關於五行相剋的記載。五行相剋學說到戰國時期已非常完備，此後又出現五行相生的學說。這時出現鄒衍，應該說是鄒衍把陰陽和五行結合，又加了五行相生的學說，當然也有五行相剋，這樣相生相剋都完備，於是形成陰陽家。

　　陰陽家的創始人和代表人物就是鄒衍。陰陽家準確地說就是陰陽五行家，是講陰陽五行的專業研究者。再往後到漢代的時候，陰陽五行被神聖化，這要歸功於董仲舒。董仲舒是西漢人，生活在漢武帝時代，他曾向漢武帝進言，寫了一本書叫《春秋繁露》。《春秋繁露》裡面有二十多章都是說陰陽五行、五行相剋、五行相生。為什麼

養生，先養精氣神

173

叫《春秋繁露》呢？四書五經的最後一經是《春秋》，據說是孔子作的，當然這在學術界有爭議。很多人為《春秋經》作解，其中最著名的是《春秋三傳》，「傳」是什麼意思？解釋「經」的著作就叫「傳」。有三部著名的《春秋》傳，第一個是左丘明的《左氏春秋傳》，第二個是公羊高的《公羊傳》，第三個是穀梁赤的《穀梁傳》。董仲舒寫《春秋繁露》是對《公羊傳》的再解釋。《春秋》記載一段浩浩蕩蕩的歷史只用六個字「鄭伯克段於鄢」，就把歷史事件的人物、發生的地點、結果等全部描述出來，精采簡練。但是就是因為太簡練所以後人無法理解，於是很多人給它進行解釋，其中有一個人叫公羊高（公羊學講大一統，一直到清末時康有為仍借助公羊學宣揚大一統）。董仲舒就是沿用公羊學，所以他寫的《春秋繁露》也是強調大一統，用什麼來大一統呢？就是用陰陽五行。

　　我認為，五行作為一種模型被中醫廣泛運用時，已不含有「元素」、「要素」的名詞意義，也不是流行、運動的動詞意義，它與「氣」一樣，作為一種模型，已不是教科書上所謂的物質與功能雙重意義。從物質實體過渡到關係實在、功能實在，是「五行」、「氣」的基本特性。就「五行」與「氣」的關係而言，「五行」是「氣」的五種表現形式，「氣」是「五行」的本質和基礎。就「五行」與「陰陽」關係而言，並不是人們所認為的五行是「三」、陰陽是「二」，「二」與「三」不是一個體系；

我認為，雖然「五行」與「陰陽」的來源不同，但作為一種思維方式，兩者卻是相通的。「三」是一種中間狀態、中間關係。五行是兩對陰陽加上中央土，而中央土的最大功能就是協調兩對陰陽的關係。加上中央土使得「陰陽」模型一下子成為一個動態的「生命」的模型。這兩對陰陽就是：水（陰）與火（陽）、木（陽）與金（陰）。而「陰陽」也並不是簡單的「二」，因為陰陽學說的核心是陰與陽的關係（互根、互換、互動、互變……），這種關係實際上就是「三」，因此可以說五行和陰陽都是在展現陰陽「二」的動態關係「三」，「陰陽」和「五行」並不是毫不相干的兩個體系。

「五行」是「二」與「三」的巧妙相合。《老子》說：「道生一，一生二，二生三，三生萬物。萬物負陰而抱陽，沖氣以為和。」「一」為太極，「二」為陰陽，「三」就是「沖氣」，就是「和」，也就是陰陽的關係、五行的中「土」。「陰陽」只有發生關係、只有相「和」才能「生萬物」。「三」對文化、科技的影響是至為深遠的，中醫的三陰三陽、六氣、六腑、十二經絡，天文曆法中的三垣、十二次、十二辰、十二建除、二十四節氣（每季三個月共六節氣），音律學中的五聲、十二律、三分損益法……可以說都是對「三」的運用，是「三」觀念的體現。

五行的基數正是「三」，五行除了分類的功用外，更

養生，先養

重要的就是闡釋「三」，就是建構宇宙萬物的關係網。陰陽和五行都是氣的分化。從氣的角度看，陰陽是二氣，五行是五氣。五行是陰陽的細分。氣－陰陽－五行是一個逐漸生成和分化的過程，是三個不同的層次。氣生陰陽，陰陽生五行。

《周易‧繫辭傳》說：「易有太極，是生兩儀，兩儀生四象，四象生八卦。」太極（氣）生兩儀（陰陽）為第一級劃分，陰陽生四象（太陽、太陰、少陽、少陰）為第二級劃分，四象生八卦為第三級劃分。這裡雖然沒有說到五行，但實際上四象、八卦就是五行。四象可看成是四行，即水、火、木、金。八卦可看成是水（坎）、火（離）、木（巽陰木、震陽木）、金（兌陰金、乾陽金）、土（坤陰土、艮陽土）。

陰陽和五行具有互換關係，陰陽是五行的簡化，五行是陰陽的細化。總起來不過是「一氣之化」，最後還是要「和」，要「涵三為一」，把陰陽五行都歸結到一個「和」當中來。就養生而言，精、氣、神是「三」，同時也是「一」，養生就是要「涵三為一」，養精、養氣、養神並重。

精氣神養生法之飲食篇

孔子的「十不食」養生法

前面講養精的主要方法有二：節欲保精和飲食養精。

節欲保精一定要配合調氣、調神，飲食養精是不是只要往嘴裡塞東西就好了呢？也不是這樣，同樣要兼顧調氣、調神，同樣要「涵三為一」，孔子是膳食養生的楷模。

在《論語・鄉黨》一篇裡記載孔子在各種場合的「不食」，總計有十種不食：「食饐而餲，魚餒而肉敗不食；色惡不食；臭惡不食；失飪不食；不時不食；割不正不食；不得其醬不食；肉雖多，不使勝食氣；唯酒無量，不及亂；沽酒市脯不食；不撤薑食；不多食。祭於公，不宿肉祭肉不出三日，出三日不食之矣。」有的人懷疑，孔子周遊列國時環境很艱苦，都斷炊了，這種情況下孔子還會對吃什麼有這麼多講究嗎？這其實是對孔子的誤解，也是對傳統文化的誤解，因為孔子所處的年代，吃的問題很多時候和祭祀有關，孔子所以不吃或有選擇的吃，與敬天法祖和儒家禮儀有關；客觀來說，這種選擇又是有益健康的。這樣來看，飲食的問題絕對不僅僅是滿足口舌之欲這麼簡單，還包含了氣質的培養，精神的調適。

總結一下孔子的「不食」，可以歸納出：食物變質不吃，前三句都是講這個內容。魚、肉腐敗或食物顏色異常、發出怪味，都不能吃。街邊攤販上賣的小吃不能吃，孔子說「沽酒市脯」，意思是說從外面市集上買來的酒和食物他不吃。這條原則現在仍然適用，路邊攤衛生條件不好，所以不要吃。食物放太久了不能吃，此處孔子所說的是祭肉（指祭品）放超過三天，就不能吃。現在雖然有

冰箱，但仍然不能放太久，一般主張每次做的菜都最好吃完，不要吃剩菜。不多食，即節制飲食，與現代健康主張「只吃七分飽」的養生原則一致。肉類等副食不要多吃，吃副食的量不能超過吃米、麵等主食的量。飲酒應當有所節制，孔子說「唯酒無量」，因為每個人的酒量不一樣，孔子又說了「不及亂」，就是要求在不致亂性或引發中毒等副作用的情況下量力飲酒。不吃烹製不當的食物，即「失飪不食」，烹調方法不對，這樣做出來的食物也不能吃。沒有合理調味的食物不能吃，孔子說「不得其醬」「撤薑食」都不能吃，因為調味不僅關係著食物是否好吃，也影響到營養的吸收，所以沒有合理調味的食物不能吃。不吃不當令的食物，孔子主張「不時，不食」，食物不當令就不要吃，因為，當令的食物不僅產量多，味道好，營養也處於最佳狀態。

服食養生法

　　除了孔子有膳食養生的原則外，道家關於飲食養生的內容也很豐富，又稱為服食或服餌，是一種選擇飲食物來養生的學問，當然這門學問中包含道家對人與自然之間關係的理解，道家對精神調養與服食養生之間關係的理解。

　　根據《史記·封禪書》記載，漢武帝時有一個方士叫李少君，李少君曾拿著一些長生不老的法門觀見漢武帝，他跟漢武帝說：「我曾經在大海上遊歷，見到了養生成仙

的安期生，安期生吃一種有瓜那麼大的巨棗。」

　　因為戰國時期燕齊之地的君王和秦始皇都曾派人出海去找神仙，結果沒有人看到神仙，李少君怎麼就剛好看到了呢？李少君必須要自圓其說，他就跟漢武帝解釋：「安期生這樣的神仙，本來就在那個地方，遇到合他心意的人才出來相見，一看就不是合道的人，安期生就隱藏起來不會相見。」這樣一來李少君說什麼都對，斷絕漢武帝去海上尋找仙藥的念頭。接著李少君就開始向漢武帝推銷他自己的「藥」，他告訴漢武帝的長壽成仙方法就是「煉丹」，當然他們主要是煉黃金等重金屬，然後用黃金做器皿盛東西吃，而不是直接吃下煉出來的東西。這是一個養生不同行為的開端，人們開始自己「煉」東西，然後透過吃來養生。

　　服食養生先是尋找仙藥，然後開始自己按醫方配藥。到唐代這種服食的方藥就很多，都是立足於補腦髓、健脾胃、滋養腎陰和腎陽，希望憑此達到百病不生，外患不入的效果。唐代以前以金石類的藥物為上品，包括丹砂、金玉、鐘乳石、雲母等，而後逐漸開始重視草木藥和動物藥，包括靈芝、菌類、樹脂、鹿角及某些動物的器官。服食的理論也越來越完備，孫思邈在《備急千金要方》就談到過服食養生須與季節相結合，他說：「凡人春服小續命湯五劑，及諸補散各一劑；夏天熱，則服腎瀝湯三劑；秋服黃芪等丸一兩劑；冬服藥酒兩三劑；立春日則止。此法

養生，先養精氣神

終身常爾，則百病不生矣。俗人見淺，但知鉤吻之殺人，不信黃精之益壽；但識五穀之療飢，不知百藥之濟命；但解施瀉以生育，不能祕固以順養。故有服餌方焉。」

《四氣攝生圖》也說了四季服食養生各有不同，春三月以茯苓、菖蒲、栝樓、山茱萸、菟絲子、牛膝、續斷、巴戟天、防風、山藥、柏子仁、遠志、石斛、杜仲、蓯蓉、蛇床子等藥煉蜜為丸，可治男子五勞七傷之症，補心腎，和氣血，強身健體。夏三月以茯苓、杜仲、山茱萸、牡丹皮、澤瀉、桂枝、山藥、乾地黃、石斛、蓯蓉、生薑等藥煉為蜜丸，並且禁房事，不要吃冷的豬肉、魚肉。秋三月以茯苓、防風、白朮、山藥、澤瀉、附子、紫菀、獨活、芍藥、丹參、苦參、桂心、乾薑、牛膝、山茱萸、黃芪等藥煉為蜜丸，也可補腎治五臟虛寒之疾。冬三月以茯苓、山藥、肉桂、山茱萸、巴戟、乾薑、白朮、牛膝、菟絲子、防風、澤瀉、柏子仁、牡丹皮、附子等藥煉蜜為丸，可治男子五勞七傷等虛損之症。服餌方不是拿來吃就可以養生，還需要切合時宜，就現代情況來看，服食方一定要請正規的醫生辨證論治後才能使用，不能自己亂吃，古人早就說過自己亂吃服食方的害處：「神仙服餌見於雜書者不一，或亦偶遇其人，然不得其法則反能為害。」

再好的服食方子，不得其法，不得其人，就會反而為害。《洗冤錄》裡說：「蓋世間無一非生人之具，無一非殺人之符。偶一相犯，即凝為毒，非特砒、鴆為然，而

參、附為尤甚。」世間藥物很多，沒有一個不是對生命有益的，也沒有一個不能殺人害命，就看各人使用的對不對證，合不合時。事實證明，人參、附子等滋補藥品，服用不對證，照樣誤傷人命。

精氣神養生法之導引篇

　　導引術原為古代的一種養生術，早在春秋戰國時期就已非常流行，為當時神仙家與醫家所重視。後代道教將其作為修煉方法之一，加以繼承發展。唐代慧琳《一切經音義》說：「凡人自摩自捏，伸縮手足，除勞去煩，名為導引。」導引具有調營衛、消水穀、除風邪、益血氣、療百病以至延年益壽的功效。

　　導引術發展到漢代的華佗，就創立了五禽戲。「五禽」那就是虎、鹿、熊、猿、鳥這五種動物，五禽戲就是模仿虎、鹿、熊、猿、鳥的動作來導引鍛煉。「五禽戲」實際上在華佗之前就有了，一九七三年湖南長沙馬王堆出土了一批帛書，其中就有一幅圖，稱之為長沙馬王堆帛書導引圖。長沙馬王堆的這幅導引圖，是漢文帝時埋下，所以長沙馬王堆帛書的年代基本上是漢代初年，也就是西元前二〇六年前後。這幅導引圖的出土反映出秦漢之際古人就已經採用這種導引的方法，這些導引的方法相當於五禽戲。

　　現在可以見到的帛書導引圖有的非常豔麗，那是經

養生，先養精氣神

過修復的。一看就會發現，帛書導引圖上的人們做的這些動作都是在模仿各種動物。導引術產生後就一直被古代醫家作為一種重要的養練方法，發展到宋代，人們又編成了八段錦。其中坐式八段錦又稱為文八段，文八段錦又稱南派，多用坐式，注重凝神行氣。其圖示出於南宋河濱丈人《攝生要義》。明代王圻《三才圖會》載有類似圖式並附有功法。高濂《遵生八箋》把八段錦概括成歌訣，並附有功法八圖，並對歌訣有詳細注釋，後文將另介紹八段錦。

五禽戲養生法

後人給五禽戲搭配五行和臟腑歸屬，認為：虎戲屬水，主腎；鹿戲屬木，主肝；熊戲屬土，主脾胃；猿戲屬火，主心；鳥戲也有人稱之為鶴戲，屬金，主肺。

■虎戲

虎戲模仿的是老虎瞪眼、撲食、鼓動周身等動作，堅持練習，會收到益腎強腰、壯骨生髓的作用。虎戲的手形是虎爪，五指張開，虎口撐圓，食指、中指關節彎曲內扣，模擬老虎的利爪。練習虎戲時，要有虎的威猛氣勢。

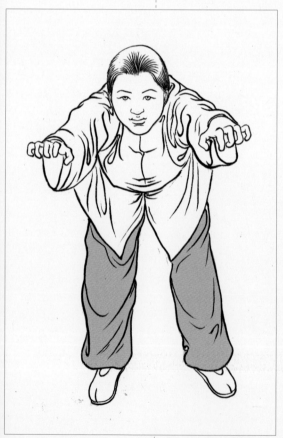

虎撲

虎戲分出兩個動作。一個是虎舉：掌心朝下，十指張開，彎曲，由小指起依次曲指握拳，向上提起；與胸平齊時，拳慢慢鬆開，轉為上舉撐掌，再曲指握拳下拉至胸前，再變掌下按。

　　一個是虎撲：兩手經體側上提，前伸，上體前俯變虎爪，再下按至膝部兩側，可以兩隻手一起做，也可以一隻手在前、一隻手在後交替著做。整體而言，這個動作要求形成軀幹的蠕動，還需要注意手形的變化，上提時握空拳前伸，下按時呈虎爪，速度由慢到快，勁力由柔轉剛。

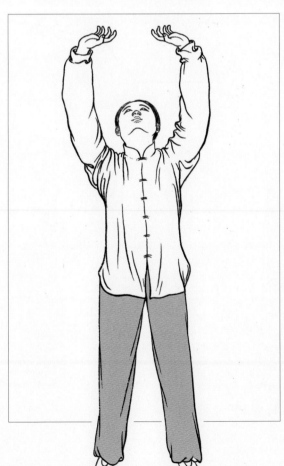

虎舉

養生，先養

精氣神

■鹿戲

　　鹿的特點是輕靈快捷。鹿戲主要有鹿跑式及鹿跳式兩種。鹿跑式及鹿跳式須仿鹿步的快捷和輕靈。跑跳時，先調呼吸，運氣四肢，跑跳數圈後，頓覺身輕如鹿。練習鹿戲日久可使肝膽經脈舒暢，血流自如。

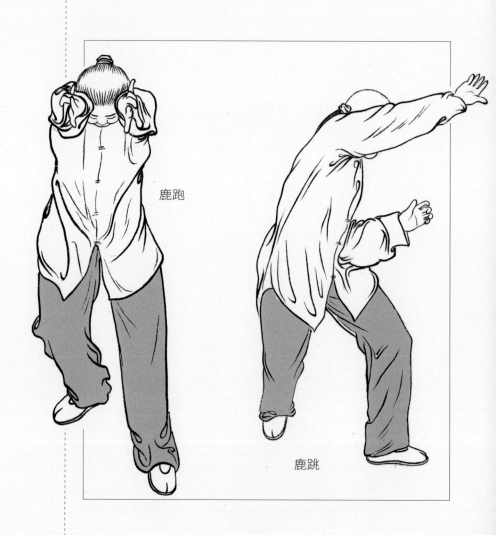

鹿跑

鹿跳

■熊戲

　　熊的特點是沉穩有力，練熊戲可使腰腎得助而背強腎固。熊戲主要包括熊步式及蹭背式兩種。熊步式的做法是先意沉丹田，氣運四肢，然後學熊邁步穩走。蹭背式，即背靠大樹或木柱，閉目運氣後隨呼吸起伏蹭背（注意用腹式呼吸）。

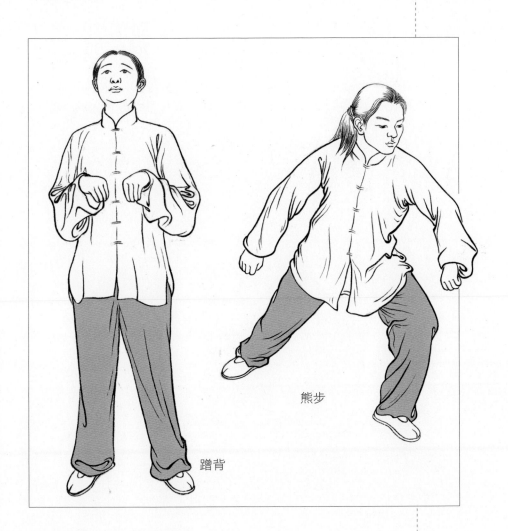

熊步

蹭背

養生，先養

■猿戲

　　猿的特點是輕靈活潑，猿戲主要為蹲趴式、眺望式
兩種。做蹲趴步式時，先運氣，然後下蹲、氣沉丹田，再
躍起做攀扒狀。眺望式是左右舉手做遮陽，眺望後做旋轉
狀。猿戲修煉日久，可腦靈目明。

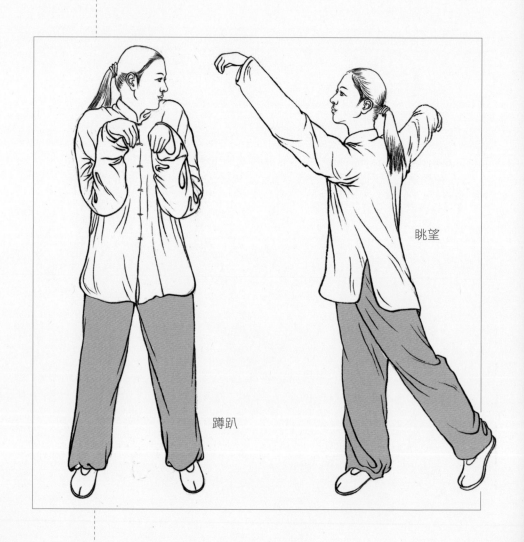

眺望

蹲趴

■鶴戲

　鶴的特點是輕靈飄逸。練鶴戲，可使形體輕靈，身心
仙逸。鶴戲主要為仿飛翔式，方法為調息後，伸展兩臂，
然後形體隨其起伏呈鳥飛翔狀，此式以胸式呼吸為主，日
久心肺得益。

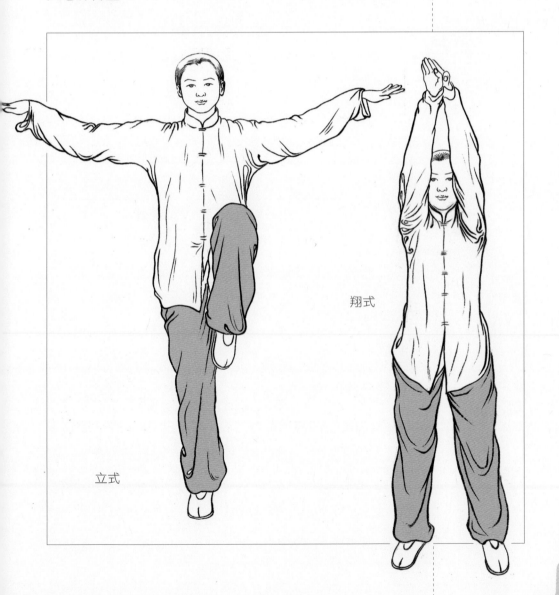

翔式

立式

文八段錦養生法

　　八段錦分為兩種，坐式八段錦和站式八段錦。坐式八段錦又稱為文八段，站式八段錦又稱為武八段。坐式八段錦，我們可以坐著練，坐式八段錦一共有八句話，從宋代一直傳下來。

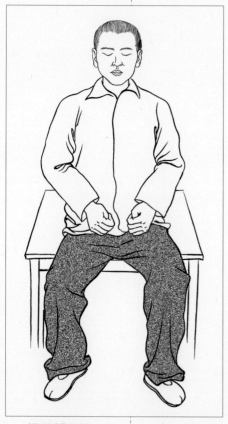

握固靜思神

清代坐式八段錦練習口訣：

閉目冥心坐，握固靜思神。

叩齒三十六，兩手抱崑崙。

左右鳴天鼓，二十四度聞。

微擺撼天柱，赤龍攪水津。

背後摩精門，想火燒臍輪。

左右轆轤轉，兩腳可屈伸。

叉手雙虛托，低頭攀腳頻。

神水九吞咽，發火遍燒身。

　　現在練坐式八段錦可以坐在椅子上練，準備動作是坐在椅子的前二分之一處，兩腳尖朝前，兩腿分開與肩同寬，大腿與地面平行，小腿與地面垂直。下面一句句學習。

　　「閉目冥心坐，握固靜思神。」「握固靜思神」，就是兩手握起拳頭來，大拇指放在裡面，然後放在兩個關元穴和氣海穴附近的位置，握拳放在小腹前的大腿根部。戴眼鏡的人呢，就要把眼鏡摘下來，然後閉目養神，想像著

兩隻手對著後面的腎，舌抵上齶。這個動作要做五分鐘以上。

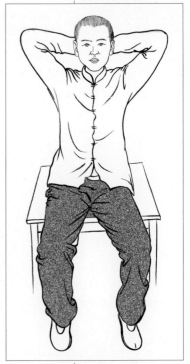

兩手抱崑崙

「叩齒三十六，兩手抱崑崙。」「崑崙」其實就是頭，也就是腦袋。兩隻手的手指交叉，然後抱著「崑崙」；抱頭時，頭要往後用點力，手往前用點力，像這樣保持一定張力。「叩齒三十六」，就是上下牙齒相互叩擊，做的時候能聽到「叩叩叩」的響聲，頭腦還能感覺到振動，「三十六」就是數叩齒的次數，一共叩三十六次。數叩齒次數，實際上是為了靜神，是為了讓人這個時候不要再想別的事。

「左右鳴天鼓，二十四度聞。」「鳴天鼓」就是兩手張開，用勞宮穴對著耳朵捂住，然後用大拇指以外的四個手指拍後腦袋。還有一種方法是把食指壓住中指，用中指拍腦袋，這時聽到的聲音就好像是鼓槌在敲鼓。這就叫「鳴天鼓」，這樣敲二十四下。

「微擺撼天柱，赤龍攪水津。」「天柱」也是指頭，「微擺撼天柱」就是指撐起頭的後頸部，微微地擺動，左右擺，幅度不要太大，頻率也不要太快，尤其是有頸椎病的人，擺動更要慢，要輕，所以叫微擺。「赤龍攪水津」，「赤龍」就是指舌頭，「攪水津」是指

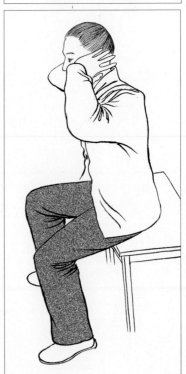

左右鳴天鼓

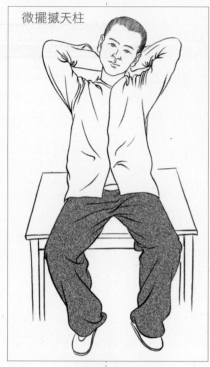

微擺撼天柱

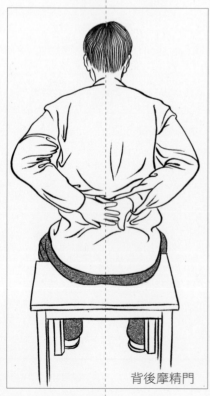

背後摩精門

舌頭在嘴裡面攪，攪得滿口生津。這個「津」在中醫裡叫瓊漿玉液。舌頭攪出的瓊漿玉液先不要吞下去，而是要分三口嚥下去，也有人說，整個八段錦這一套都練完再嚥下這些瓊漿玉液。

「背後摩精門，想火燒臍輪。」「精門」是什麼，精門就是腎俞。腎俞在哪裡呢？腎俞是膀胱經上的穴位，位於膀胱經中離後背正中線一寸半的那條循行線，橫向平第二、三腰椎棘突間。兩個手護住腎俞，用勞宮穴對準腎俞來搓摩，這叫「兩手摩精門」。摩到這個「精門」之後，不要動，「想火燒臍輪」，想著這個火正在燒肚臍周圍，也就是在神闕穴周圍燃燒。為什麼要「想火」呢？因為「精門」和「臍輪」是腎水所主的地方，腎水容易發寒，所以，養生中強調「想火燒臍輪」，精門和臍輪這一片全部發熱，可以溫養腎氣。

「左右轆轤轉，兩腳可屈伸。」「轆轤轉」是以頭帶動整個身體轉，「兩腳可屈伸」是指兩腳伸展開，一隻腳先伸，另一隻腳彎曲，然後再換腳屈伸。

這時候手放在精門處也可以扠在腰上，虛握拳放在胸前也行，這個沒有嚴格的要求。

「左右轆轤轉，兩腳可屈伸」這一句就是上身左右轉圈，頭和上身都隨搖轉而前俯後仰，看起來就像個轆轤一樣在轉，整個身子轉動起來。

「叉手雙虛托，低頭攀腳頻 。」兩手指交叉，翻掌舉過頭頂，掌心朝天虛托向上舉，像托著天一樣。這個時候要提肛提腰，感覺到力量從下往上傳過來，用力向上托。稍停片刻，雙手分開彎腰，上身前屈攀住腳趾，拉伸一下。這個時候注意不要彎曲膝關節，最後再收足端坐或盤坐。這組動作有一定難度，很多人伸直膝關節時，手搆不著腳趾，沒關係，不要著急，可以慢慢練習。如果實在太費勁就不要強求，尤其是老年人更要注意，什麼鍛煉都以力所能及為好。

「神水九吞咽，發火遍燒身。」「神水」就是口中的「瓊漿玉液」，要分九次嚥下去，嚥到哪裡呢？按照傳統說法，是要嚥到下丹田，總之是盡量深嚥。然後

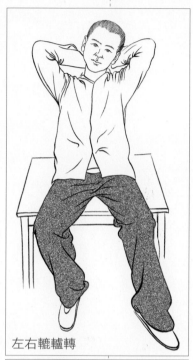

左右轆轤轉

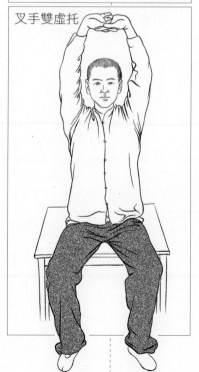

叉手雙虛托

養生，先養

精氣神

「發火遍燒身」，心裡想著臍下丹田發熱，這個熱慢慢地溫暖全身，然後全身都發熱。至此這套文八段錦就完成。

二十四節氣養生法

人體的精氣神和天地陰陽盛衰的節律相應。按照中醫觀點，春天當陽氣開始生長，人體精氣神也開始萌發，人的精力變得越來越好；而冬天當陽氣消退，陰氣興盛的時候，人的精氣神也隨之傾向於收藏，不願意動彈，喜歡待在溫暖的地方。

最早總結人體和天地陰陽相應這種規律的，應該說是易學。大約在漢代有一種卦氣說，把所有的東西都配到卦裡面去，包括空間方位、時間因素，還有天干地支、萬事萬物等，這個學問很複雜。

這裡為大家介紹的是整理過的，相對簡捷明瞭的方法。這個方法是這樣的，把一年的二十四個節氣都配到文王八卦裡，一卦管三個節氣，一看就明白。結合二十四節氣的陰陽多少，人體精氣神的相應狀態，傳說陳希夷有一套「二十四節氣導引養生功法」，因為這套功法的大多數功法都可以坐著練，所以古人稱之為「陳希夷二十四節氣導引坐功圖」。這套功法在明代羅洪先祕傳、清代曹無極增輯的《萬育仙書》和清代鄭官應的《中外衛生要旨》中都有收錄。

「二十四節氣導引養生功法」每個月有兩種功法，按

照節氣順著練，每過一個節氣就可以換一種功法。因為人的氣血和精氣神隨著節氣更迭變化，功法也要相應變化。每種功法練習的起止時間不用刻意規定，圍繞著一個節氣前面練習六七天，後面練習七八天，每種功法增減一兩天不會有什麼大問題。這裡要特別提醒的是，二十四節氣應按照陽曆推算，上半年的節氣一般在每月的六、二十一日，下半年的節氣一般在每月的八、二十三日，即使有變化，最多前後相差一、兩天。

艮卦（）管正月的立春、雨水和二月的驚蟄三個節氣。艮卦下兩爻都是陰爻，說明這段時間陰氣凝重，陽氣才剛剛開始萌動，還在地底下，還沒有向上蒸騰。只有過了立春，也就是震卦，萬物才會復蘇，變得生機勃勃起來，一年的好光景就開始了。人體也一樣，在這三個節氣裡精氣神還是不能太消耗，所以要把陽氣蘊藏於內。這個時候可以練下面這三個功法。

正月立春導引功法

這套功法要在每天二十三～三點間練習，端正坐好，兩掌重疊，掌心向下按在大腿上。吸氣時右掌疊於左手背上，伸臂聳肩，向左扭身，上體保持正直。稍停後，呼氣時鬆肩臂，恢復到最初的坐姿，再次吸氣，伸臂

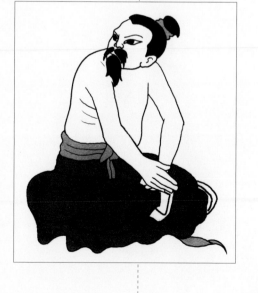

正月立春導引

養生，先養

聳肩同時身軀右轉，其餘體勢同前。如此左右交替做三到五次，然後叩齒、深呼吸、鼓動舌頭攪動口中津液嚥下，各三次。這套功法可以防治頸項痛、耳後。

正月雨水導引功法

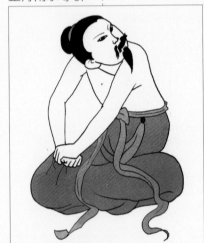

正月雨水導引

這套功法是在每天二十三點至次日三點之間練習，一樣是正坐，左手掌疊在右手背上，按壓右大腿，上身向左轉，並向左側傾倒，轉動頭頸，回頭向後看；稍作停頓後，改為上身轉向右側，同時向右側傾倒，轉動頭頸，回頭向後看。稍作停頓後，再轉向左側，如此反覆做十五次。右手掌疊於左手背上，按壓左大腿上，同前法扭身扭頭拗頸，反覆做十五次。叩齒、咽津、吐納而收功。這套功法可防治咽乾、咽喉腫痛、乾嘔、喉痹、耳聾、目眥痛、頰痛等。

二月驚蟄導引功法

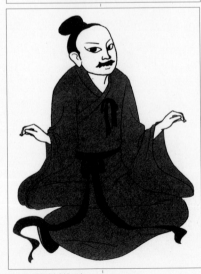

二月驚蟄導引

這套功法適合每天一點到五點之間練習。練習時，盤坐，兩手握拳。頭頸向左右緩緩轉動各四次。兩肘彎曲，前臂上抬與胸齊平，手心朝下，十指自然拳曲。兩肘關節同時向後拉伸，還原，如此反覆做三十次。叩齒、咽津、吐納然後收功。這

套功法可以防治脾胃蘊積邪毒、目黃口幹、齒鼻出血、頭風面腫、喉痹暴啞、目暗羞明、鼻不聞臭等。

接下來是震卦（☳），它管春分、清明、穀雨三個節氣。

震卦上兩爻為陰，下面一爻為陽，說明陽氣正式冒起來了，入主東宮（震在文王八卦裡位於東方），開始掌握大權了。這個時候青草也從地底冒出嫩芽，一派充滿生機的景象。這個時節養生時也要和春天舒張的氣息相呼應，精氣神可以儘量舒緩，做什麼事情都不要著急，放寬心去感受春天的生機。這三個節氣相應的有下面三個功法。

二月春分導引功法

這套功法的練習時段為每天一點到五點之間。練習時，盤坐，兩手由體側提到腋下，手心向上，兩掌內旋後向正前方推出，掌心朝前指尖向上，兩臂伸直，與肩平，與肩同寬，同時頭向左轉，兩手收至腋下，頭轉向正前方。兩手如前法推出，頭轉向右側。如此左右各做四十二次。然後叩齒、咽津、吐納之後收功。這套功法能防治胸部及肩背部的經絡虛勞、齒痛頸腫、寒栗熱腫、耳聾耳

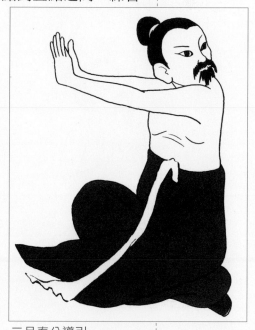

二月春分導引

養生，先養精氣神

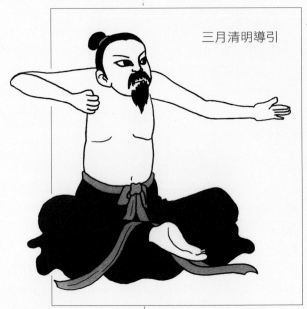

三月清明導引

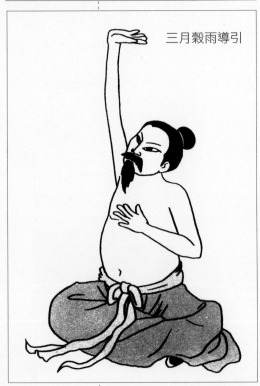

三月穀雨導引

鳴、耳後痛、肩臂痛、皮膚腫脹瘙癢等。

三月清明導引功法

這套功法也是在每天一點至五點之間的時段練習。盤坐，兩手做挽弓動作。左右兩手交換，動作相同，方向相反，各做五十六次。叩齒、咽津、吐納然後收功。這套功法能防治腰脊痛、腸胃虛、胃腸積滯、耳聾咽痛、頸項肩臂疼痛、腰軟等。

三月穀雨導引功法

這套功法同樣是在每天一點至五點間練習。練習時自然盤坐，右手上舉托天，指尖朝左。左臂彎曲成直角，前臂平舉於胸前，五指自然彎曲，掌心向內，同時頭向左轉，目視左前方。然後左右交換，動作相同，各做三十五次。叩齒、咽津、吐納收功。這套功法能防治脾胃痞滿、目黃、鼻衄、頰頷腫、肘臂外側

腫痛、掌中熱等。

跟著是巽卦（☴），包括立夏、小滿、芒種三個節氣。

立夏是夏季的開始，從此萬物變得旺盛。巽卦的上兩爻為陽爻，最下面是陰爻。這個陰陽含量的寓意是什麼呢？這時雖然陽氣已然蒸騰於地上，但是還有一陰深陷其下，所以這時既要防熱病，又要防那個深藏在下面的一陰在我們放鬆時偷襲。人體的精氣神狀態其實也和這個卦相似，因此古人設計了適合這個節令的三種鍛煉功法。

四月立夏導引功法

這套功法的練習時段為每天三～七點之間。練習時一條腿盤曲坐，一條腿屈膝坐，兩手交叉抱膝，手與膝努力抗爭，持續用力二三秒鐘。兩腿交替，左右各抱膝用力三十五次。叩齒、咽津、吐納收功。這套功法能防治風濕留滯、經絡腫痛、腋腫、手心熱、嘻笑不休等。

四月小滿導引功法

這套功法的練習時段也是在每天三～

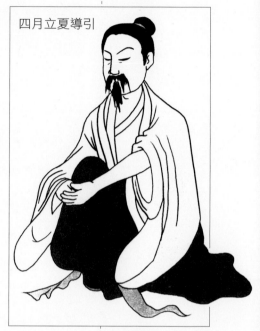

四月立夏導引

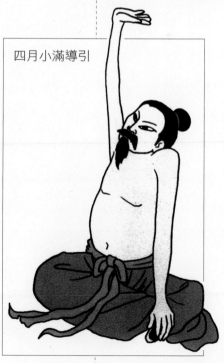

四月小滿導引

養生，先養 精氣神

197

七點之間。練習時盤坐，左手按住左小腿部位，右手向上舉托，指尖朝左。然後左右互換，動作相同。如此反覆各做十五次。叩齒、咽津、吐納收功。這套功法可防治肺腑蘊滯邪毒、胸脅支滿、心悸怔忡、面赤鼻赤目黃、心煩作痛、掌中熱等。

五月芒種導引功法

　　這套功法一樣適合在每天三～七點之間練習。練習時自然站立，兩腳分開與肩同寬，兩手自胸前上提，掌心向上，然後外旋，向上舉托，兩臂伸直，掌心向上，指尖朝後，腹向前挺，背向後壓，頭後仰，目視雙手，略停數秒，雙手經體側緩緩落下。如此重複做三十五次。叩齒、咽津、吐納收功。這套功法可以防治虛勞、咽乾、胃痛、目黃脅痛、消渴、善笑善驚善忘、身熱股痛、心悲、頭項痛、面赤等。

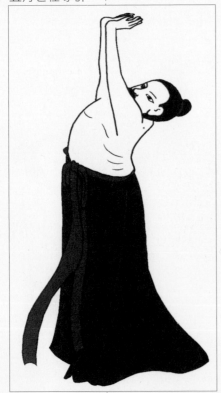

五月芒種導引

　　接下來是離卦（☲），包括夏至、小暑、大暑三個節氣。

　　「至」有「極」的意思。夏至這天陽光幾乎直射在北回歸線上空，所以夏至這一天是北半球白晝最長、黑夜最短的一天。這時天之陽最為強盛，萬物也

向最旺盛的頂點衝刺。過了夏至，太陽逐漸向南移動，北半球白晝一天比一天短，天之陽也就開始減少。夏至最炎熱，但裡面卻有濕的氣候特徵。這是為什麼呢？

我們來看離卦，它上下兩陽爻，中間包著一根陰爻，象徵陽中有陰，按照中醫來說就是「暑必挾濕之象」。所以，夏至雖然天之陽達到最盛，但是在地則有暑濕。所以人體的精氣神在夏天容易升騰散發，容易激越，就是俗話說的「火氣大」；同時也容易被陰濕羈絆，有時會感覺頭暈腦脹、胸悶困倦，沒有精神，這就是暑濕傷人的現象。這段時間的調理，從功法方面而言，有下面三種。

五月夏至導引功法

這套功法要在每天三～七點之間練習。練習的時候屈膝蹲坐，兩臂伸直，十指交叉，掌心向內，以右腳蹬雙手，腳向外蹬，雙手往裡拉，蹬拉相抗爭，持續約二三秒鐘。同樣動作，換左腳蹬，左右各做三十五次。然後叩齒、咽津、吐納收功。

這套功法可以防治風濕、腕膝痛、肩臂痛、掌中熱痛、腰背痛、身體困重等。

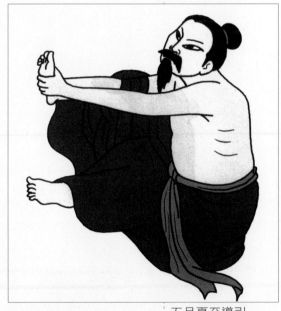

五月夏至導引

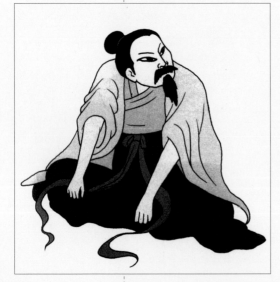

六月小暑導引

六月小暑導引功法

這套功法要在每天一～五點之間練習。練習時兩手在身體背後撐地，十指朝後，手臂伸直，左腿向前伸直，腳跟著地，右腿屈曲折疊讓大腿壓住小腿蹲地，眼睛看著腳尖，身體重心先向後移，後向前移。如此兩腳交換，動作相同，各做十五次。叩齒、咽津、吐納收功。這套功法可以防治腿膝腰髀風濕、半身不遂、健忘、脫肛、喜怒無常等。

六月大暑導引功法

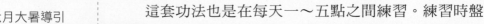

六月大暑導引

這套功法也是在每天一～五點之間練習。練習時盤坐，雙手握拳撐住地，兩臂伸直與肩同寬，拳眼相對，身體重心前移，上體前俯，轉頭向左右上方瞪視，然後重心後移，頭轉向前；身體重心再前移，頭轉向右，動作相同，方向相反，左右各做十五次。叩齒、咽津、吐納收功。這套功法可防治咳嗽、氣喘、心煩胸滿、手臂痛、掌中熱、臍上或肩背痛、尿

多、皮膚痛麻、悲愁欲哭、畏寒發熱等。

離卦之後就是坤卦（☷）了，包括立秋、處暑、白露三個節氣。立秋是秋天的開始，從這一天起，氣溫應該逐漸下降。但是事實上，進入立秋後天氣還是很熱的，只是晝夜溫差拉大而已。這從處暑中也可以看出來。「處」有止息的意思，就是說暑熱的天氣結束了。按照古人的記載，這段時間是人容易疲憊容易累，但是精氣神還在高效地運轉。所以為了更好地為進入下一個階段做準備，人體的精氣神在高效運轉的同時也得逐漸安靜下來，因此，古人設計了下面這三種功法。

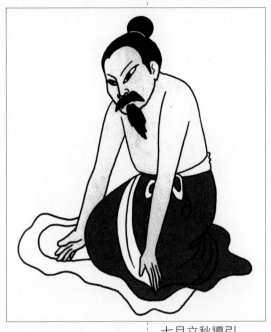

七月立秋導引

七月立秋導引功法

這套功法要求在每天一～五點之間練習。練習時盤坐，上體前俯，兩臂伸直與肩同寬，撐地。然後含胸縮體，屏住呼吸，聳身向上，重心前移，稍停，然後還原到開始時的姿勢。如此反覆做五十六次。叩齒、咽津、吐納收功。這套功法可防治虛損、口苦善太息、心脅痛不能反轉、面色無華、足熱、頭痛、頷痛、眼眶痛、腋下腫、缺

養生，先養

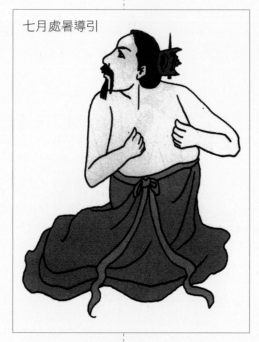

七月處暑導引

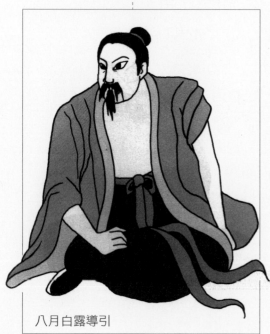

八月白露導引

盆腫痛等。

七月處暑導引功法

　　這套功法也是在每天一～五點之間練習。練習時正坐，轉頭向左上方牽引，再緩緩轉向右上方牽引。同時兩手半握拳捶腰背（胸）。每轉頭一次，則捶背六次。像這樣頭向左右各轉三十五次。叩齒、咽津，然後吐納收功。這套功法可以防治風濕、肩背痛、胸痛、脊背痛、諸關節痛、少氣咳嗽等。

八月白露導引功法

　　這套功法還是每天在一～五點之間這個時間進行練習。練習時要盤坐，兩手按膝，頭緩緩轉向左，然後轉向右，各牽引十五次。叩齒、咽津，然後吐納收功。這套功法可以防治灑淅振寒、聞水聲則驚狂、汗出、鼻衄、頸腫、喉痹不能言、嘔吐等。

　　坤卦結束後是兌卦（☱），這一卦管秋分、寒露、霜降這三個節

氣。秋分就是平分秋季，這一天剛好是秋季九十天的一半。《春秋繁露‧陰陽出入上下篇》中說：「秋分者，陰陽相半也，故晝夜均而寒暑平。」「陰陽相半」一是指它處於夏冬之間，二是說秋分這天晝夜平分，各十二小時。這時陽光直射在赤道上，北半球的秋天一般從秋分才真正開始。兌卦下兩爻為陽，最上面一爻為陰，說明這一卦既有燥陽又有寒濕。兌屬金，金生水，所以能化寒。土又能生金，濕土為金之母，所以又能摻雜著濕。正像《溫病條辨》中所說，秋天的燥氣輕則為燥，還可根據當年氣候的不同，分別化成寒、濕、火等外邪。

八月秋分導引功法

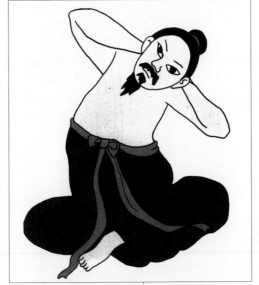

八月秋分導引

這套功法可以在每天一～五點之間練習。練習時盤坐，兩手捂耳，十指向後相對，上體向左側傾斜牽引，再慢慢向右側傾斜牽引，左右動作相同，方向相反，各做十五次。叩齒、咽津，然後吐納收功。這套功法可以防治風濕、腹大水腫、膝臏腫痛、股脛外側痛、遺尿、腹脹、消穀善飲、胃寒喘滿等。

九月寒露導引功法

這套功法也要在每天一～五點之間練習。練習的時

養生，先養 精氣神

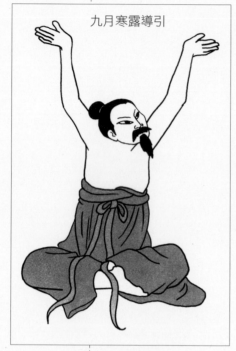

九月寒露導引

候盤坐，兩手手心向上，十指相對，緩緩上提至胸前與乳相平，前臂內旋，雙手慢慢向上舉托，手心朝上，指尖朝外，兩臂伸直成開放型。身體上聳，頭轉向左，手心翻向下，兩臂由體側緩緩放下。然後頭轉向右，其他動作與前同。如此反覆做十五次。叩齒、咽津、吐納收功。這套功法可防治風寒濕毒之邪侵犯脅腋經絡、背脊痛、目黃流淚、鼻衄、霍亂等。

九月霜降導引功法

這套功法同樣適合在每天一～五點之間練習。練習時向前伸腿而坐，兩手分別向前攀住左右腳的腳底，膝關節彎曲。腳向前蹬，手向後扳，蹬扳相抗幾秒鐘，然後屈膝，兩臂隨之彎曲。如此反覆做三十五次。叩齒、咽津、吐納收功。這套功法可防治風濕痹痛、小腿裂痛、頸背腰臀痛、肌肉萎縮、大便膿血、小腹脹痛、小便不利、

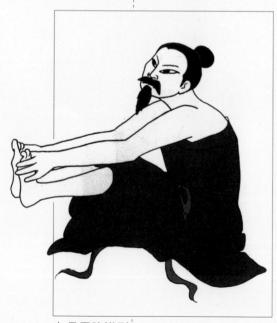

九月霜降導引

久痔脫肛等。

　　進入十月，就迎來冬天，進入乾卦（☰），包括三
個節氣：立冬、小雪、大雪。人們習慣上把立冬這一天當
作冬季的開始。《孝經緯》上說：「霜降後十五日，斗指
乾，為立冬。冬者，終也，萬物皆收藏也。」

　　「冬」字是指一年的田間農作結束，作物收割後要收
藏起來。從這時開始，人體的精氣神也要開始潛藏。立冬
這天一過，很多人的心思就開始轉
變，覺得冬天來了，生活得有點冬
天的樣子了。古人也設計了三種功
法供立冬之後開始練習。

十月立冬導引功法

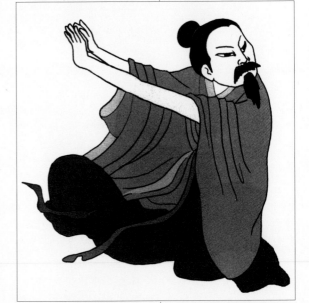

　　這套功法要在每天一～五點
之間練習。練習時要盤坐，兩手由
體側提到胸前，掌心朝上，頭轉向
左，兩臂隨後慢慢落下，頭轉向正
前方，兩臂重複上述動作，頭轉向
右，其他動作相同。像這樣左右反覆，各做十五次。叩
齒、咽津、吐納收功。

　　這套功法可防治胸脅積滯、虛勞、腰痛不能俯仰、咽
乾、面色無華、胸滿嘔逆、頭痛、頰腫、目赤腫痛、兩脅
下痛引小腹、滿悶等。

十月立冬導引

養生，先養精氣神

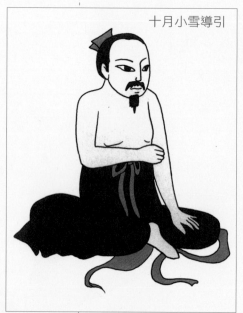

十月小雪導引

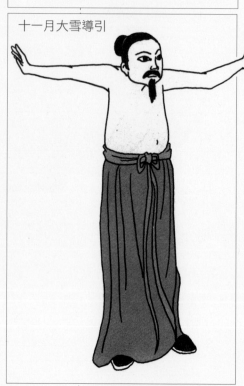

十一月大雪導引

十月小雪導引功法

這套功法可以在每天一～五點之間練習。做的時候要盤坐，左手按膝部，十指朝外，右手挽住左手肘關節，並用力向右拉，同時左肘用力向左，彼此相持數秒鐘。像這樣左右各做十五次。叩齒、咽津、吐納收功。這套功法可防治腕肘部位的風濕痹痛、女子小腹腫、遺尿、睪丸腫痛、轉筋、陰縮、洞泄、喘咳等。

十一月大雪導引功法

這套功法要求練習的時間段是在每天二十三～三點之間。練習時要自然站立，兩腳分開與肩同寬，稍屈膝，兩臂伸直外展平舉，掌心朝外，指尖朝上，抬腿原地踏步若干。叩齒、咽津、吐納收功。這套功法可防治腳膝部位的風濕痹痛、口熱舌乾咽腫、煩心、心痛等。

　　大雪過完就到了一年冬天的

終點了。這時既是陽氣的終點，也是陽氣的起點。陽氣消退完了，自然又開始一個新的起點，新的一絲真陽之氣開始運動，這就是天機發動、地機發動。這段時間歸坎卦（☵）管，包括冬至、小寒、大寒三個節氣。

冬至這天，白晝最短，黑夜最長。古人對冬至的說法是，陰極之至，陽氣始生。冬至以後，北半球的白天就逐漸長。《太平御覽》中說：「冬至日陽氣歸內。」正如坎卦所示，兩陰包一陽，這時雖然氣溫最低，但中間已有一點陽氣開始凝聚。冬至，水旺。腎陽已經達到頂點。就像夏至的離卦中有一陰一樣，須知天氣與地氣其實是不同時的，所以在天之陽高的時候，氣溫都會很高，但地氣卻會有殘餘的陰氣。

十一月冬至導引功法

這套功法同樣是在每天二十三～三點之間練習。練習的時候要平坐，兩腿前伸，與肩同寬，兩手半握拳，按兩膝上，拳眼指向腹部，肘關節朝向左右斜前方，拳心朝外，上身前俯，極力以拳壓膝，重心後移。像這樣做十五次。叩齒、咽津、吐納收功。這套功法可以

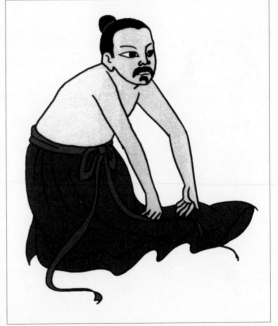

十一月冬至導引

養生，先養精氣神

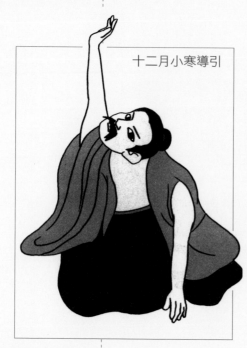

十二月小寒導引

防治手足經絡寒濕痹痛、臂股內側痛、足痿、足下熱痛、臍痛、脅下痛、胸滿、大便難、咳嗽、腰冷等。

十二月小寒導引功法

這套功法也是在每天二十三～三點之間練習。練習時要盤坐，右大腿壓住左小腿，右小腿稍向前伸，左手掌按在右腳掌，右手向上舉托，掌心朝上，指尖朝右，轉頭目視上托之手。然後左右交換，動作相同，左右各做十五次。叩齒、咽津、吐納收功。這套功法可以防治食入即吐、胃脘痛、腹脹、身體困重、心下急痛、二便不暢、黃疸等。

十二月大寒導引功法

這套功法練習的時間也是在每天二十三～三點之間。練習時單腿跪坐，一腿前伸，另一腿跪在床上，前伸的腳腳掌著地，臀部坐在跪坐的腳

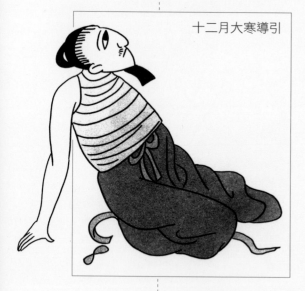

十二月大寒導引

的腳後跟上，上體後仰，兩臂在身後左右側撐地，指尖朝向斜後方，身體重心先後移，再前移。接下來前伸和跪坐的兩腿互相交換，左右各做十五次。叩齒、咽津、吐納收

功。這套功法可以防治邪中經絡、舌強痛、身體不能動或不能臥、足背痛、腹脹腸鳴泄瀉、足踝腫等。

精氣神養生法之靜功篇

三寡養生功

　　精虧、氣虛、神怯是疾病與衰老的先兆。唐代醫家孫思邈說：「精、氣、神不可損也，損之則傷生。」因此，保養好精、氣、神是健康生活的重要保障。怎麼才能保養好精、氣、神呢？古人告訴我們說：「寡欲以養精，寡言以養氣，寡思以養神。」做到這「三寡」也就守住了我們精氣神三寶的根本。

　　中醫認為，「欲多則損精」。縱欲不但耗損過多的精液，同時也會傷及五臟之精。「肝精不固，目眩無光；肺精不交，肌肉消瘦；腎精不固，神氣減少；脾精不堅，齒浮髮落。」「若耗散真精不已，疾病隨生，死亡隨至。」所以《類經・攝生》說：「欲不可縱，縱則精竭。精不可竭，竭則真散。蓋精能生氣，氣能生神……故善養生者，必寶其精，精盈則氣盛，氣盛則神全，神全則身健，身健則病少。神氣堅強，老而益壯，皆本乎精也。」歷代醫家都主張，養生之道首要是保精養氣。過於放縱情欲，男人會遺精、早洩、陽痿、生殖無力，甚至腰膝痠軟、頭暈耳鳴、失眠多夢、心悸健忘、精神不振、久則成癆；女人則會腎虛精虧、沖任不固、氣血逆亂、崩漏下血、白帶綿綿

而下，流產、早產或不孕，甚至經血虧枯、經閉，面黃消瘦而成勞損之症。不僅如此，縱欲還可導致人體內分泌紊亂，影響消化系統、血液循環系統等。所以，清心寡欲是養精之道的一個重要方法。

氣具有動而不息的特徵，維持和推動著人體的生命活動。養氣的基本要求是少言。一個人如果說話過多，就必然要消耗肺氣，影響呼吸系統的正常功能，導致體內元氣不足，外邪乘虛而入，身體越來越差。還有些人生活上不知道節制，追求刺激，甚至大哭大笑，這樣都會損精耗氣，身體變得越來越壞，各種各樣的病都找來了。所以養氣，最重要的是寡言，也就是少說話、輕聲說話。

中醫認為思慮過度會導致血氣鬱結不行，血氣不暢就會引起各種疾病，如《黃帝內經》有「思傷脾」、「思則氣結」、「多思則神殆」之類的說法。常見心情煩悶、頭目眩暈、不思飲食、脘腹脹悶，甚則出現面色萎黃、倦怠乏力、心悸氣短等症。尤其是女人如果思慮過度，就會損傷心脾從而導致月經不調，甚至出現閉經，再嚴重就會神經衰弱、胃腸神經功能紊亂、高血壓病、冠心病等大病就會隨之而來，嚴重的甚至發生癌變。所以「善攝生者，不勞神，不苦形。神形既安，禍患何由而至也？」也就是說善於養生的人不會過於勞「神」，也不會讓形體過於勞苦，形和神都安定了，怎麼還會生病呢？但是「凡人不能無思」，寡思的意思是說，不要在微不足道的小事上苦想

冥思，不要胡思亂想，更不要為身外之物費盡心思，以免用腦過度損傷心脾，進而損傷身體的各方面。只要盡量減輕心理負擔，「全神息慮」，防止「神慮精散」，就可以達到養神的效果。

寡欲、寡言和寡思，做到這三寡，也就初步達到保養精氣神的要求。

精氣神養生功

現在我教大家一個精氣神養生功，只要堅持就能提升精、氣、神。精氣神是合起來的，不能分開來養，這個功法只要大家能堅持，效果肯定不錯。這個方法基本上所有人都可以練習，只是每個人注意事項稍有不同，比如體質偏陰盛的人，可以選擇陽氣較盛的時間（如上午）和陽氣充沛的地點（如朝陽下）練習。整個功法始於下丹田，止於下丹田。練習時也不需要太大地方，自家客廳即可。

特別要注意的是，這個功法不是體育鍛煉，所以「神」非常重要，不行一邊練一邊聊天。精氣神養生功有三個內容，也可以簡單地分成三個步驟：調身、調息、調神。調身就是調整形體，就屬於「養精」；調息就是調呼吸，也就是調氣，屬於「養氣」；調神當然就是「養神」。所以精氣神養生功就是「涵三為一」，堅持練習這個功法，就可以養精、養氣、養神。

第一個步驟是調身，包括預熱的準備、起勢的姿勢調

養生，先養

精氣神

整。

開始練習這個功時可以預熱一下，拍打拍打經絡，拍打經絡平時也可以這麼練，比如早上起床後這麼拍打一遍經絡，拍打完了，抖動胳膊、小臂和手，顫動大腿、小腿和腳，想像著把身體裡的濁氣、汙氣抖掉。

拍打時按照十二經絡循行的規律來拍打。先從手三陰經開始拍打，手三陰經都在手臂的內側，走向是從胸部走向手，所以拍打是從上臂內側開始拍，慢慢往下拍胳膊、肘關節內側、小臂、手腕和手掌手指，拍完左邊拍右邊。接下來是拍打手三陽經，手三陽經都位於手臂的外側，走向是從手走向頭部，我們拍手三陽經的時候要拍手臂的外側，而且從手指尖往上拍，經過小臂外側、肘關節外側、上臂外側，然後拍到肩膀，也是拍完左邊拍右邊。拍完手三陰經、手三陽經之後再揉一揉後腦勺、太陽穴，用兩隻手的手指抓按一下頭頂。

接下來就開始拍打足三陽經、足三陰經，先拍打足三陽經，再拍足三陰經。足三陽經是從頭部走向足，拍打足三陽經的時候可以先乾洗臉，順便揉一揉臉上的穴位，比如睛明、四白等，然後往下拍打胸部，兩隻手一起往下拍，左手拍左胸，右手拍右胸，再經過腹部往下，（足太陽膀胱經在背部走，不太好拍就不拍了）然後拍打大腿的外側，繼續往下拍打小腿的外側。最後一組拍打是拍打足三陰經，足三陰經是從足走向腹部，拍打的時候先從小腿

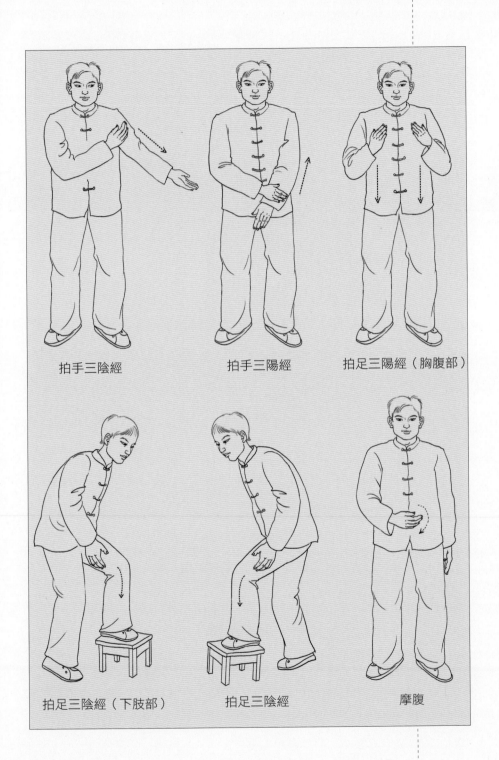

拍手三陰經　　　　　　拍手三陽經　　　　　拍足三陽經（胸腹部）

拍足三陰經（下肢部）　　拍足三陰經　　　　　　　摩腹

養生，先養

精氣神

內側開始拍，逐漸往上拍打，經過大腿內側，到腹部的時候改成順時針按摩腹部，最後在下丹田這個位置結束。這樣你就相當於把全身經脈都拍打了一遍，然後抖動手，顫動腳，抖動身體，想像把身體裡來的濁氣、汗氣抖掉。接下來就正式進入精氣神養生功練習，先要調整好姿勢，也就是起勢要做正確。

起勢先從調身開始，開始時是自然直立，左腿往外邁半步，兩膝微屈，含胸拔背，頭正肩收，下頷內收，兩眼微閉，眼觀鼻，鼻觀心。起勢做好了之後，我們就進入第二個步驟：調息。調息的時候要維持身體的姿勢，要緊而不僵，鬆而不懈，然後才開始調息。當然調息和調神分不開，如果神不靜，調息也調不好。這裡從最簡單的方法入手學習，練習熟練後就不用再拘泥於這個方法。把自己的胸部想像成一個風箱，呼氣時風箱癟下去，吸氣時風箱鼓起，然後靜下心體會一呼一吸，呼氣時可以在心裡數「一」，吸氣時可以在心裡數「二」，一直數到「八」，這時就不要再往下數，下一次呼氣時接著數「一」，並試著讓呼吸變得更慢、更深。這個過程中如果你忘記了，一直數到「九」、「十」或「十二」甚至更多了，也沒有關係，回來接著從數「一」開始就可以。

一般做數三次「八」，呼吸都調整得很平穩、深長，就可以進入下一個步驟。調息調好了之後，進入第三個步驟：調神。其實調神是貫穿始終，從調身時就開始，什麼

叫「緊而不僵，鬆而不懈」？這就要用「調神」來達到，因為這種描述是人在一種姿勢狀態下的感受。調息的時候更是離不開調神，關注呼吸，數呼吸，都是在調神，目的都是為了讓「神」靜下來。

　　進入調神階段，關注點就不用繼續放在呼吸上，而是靜下心來體會身體的狀態和感受。然後把下丹田的精氣往後引，經過後面的督脈往上走，這個時候提肛，提的時候腹部收縮。然後，引精氣再往上，引到「下關」（脊柱的根部）。因為這裡是第一關口，這時候精氣要通過這個關口才能繼續往上引，需要一些動作來幫助精氣過關，這個動作是全身蠕動。蠕動的時候，想像將精氣沿著督脈往上引，一節一節地往上引。然後精氣到達命門，命門微微發熱。練功的時候你得先想到，它是不是真的你先不要管，你只要覺得發熱就行，這叫心理暗示，叫誘導。命門微微發熱，然後繼續往上引，到達「中關」（中丹田正對的後方），「中關」也微微地發熱，然後繼續往上引，一節一節地往上引，到達「上關」（基本上在我們睡覺的時候挨著枕頭最下面的這個地方）。上關微微發熱，然後繼續往上引，到達百會穴。這時候，慢慢地停，所有的力量集中到百會穴，百會穴微微地發熱。再從百會穴的中心往前往下，到達上丹田，到達上丹田的時候，身體繼續蠕動，然後繼續往下引。精氣一點一點往下移，經過鵲橋（舌頭抵住上顎部，精氣通過舌頭就像經過一座鵲橋，然後得以繼

養生，先養精氣神

215

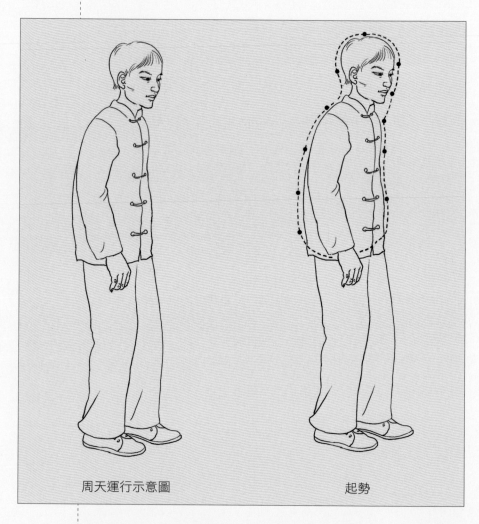

周天運行示意圖　　　　　　　　　　　　　起勢

續下行），沿著胸腹正中的任脈繼續慢慢下行，慢慢到達

中丹田（胸部正中線上，平兩乳連線的位置）。然後繼續

下行到達神闕穴（肚臍位置），然後再到達下丹田（肚臍

下四橫指下的位置）。經過下丹田，繼續往下行，達到會

陰穴，接著轉向上行，這就完成了一周了。

　　練習的過程中精神要一致，整個過程實際上是用神在

走，配合形體的動作，這叫形神合一。這樣運行一周就是一個小周天，道家養生認為打通小周天以後，就百病不生了。內氣在體內沿任、督二脈循環一周，就好比地球自轉了一周，即晝夜循環一周。內氣從下丹田出發，經會陰，過肛門，沿督脈通三關，到頭頂泥丸宮，再經過上丹田，下行至舌尖，與任脈交接，沿胸腹正中往下到中丹田，到下丹田。如果脈打通了，就叫打通小周天。

最後來介紹一下怎麼收功，先兩手平舉，經身體兩側反掌上舉，舉過頭頂，在頭頂上方合十，然後下落，先到上丹田，繼續下落，到中丹田，然後繼續下落，兩手打開，打開的時候左手在前，右手在後，左手對準下丹田，右手對準命門，分別摩揉命門和下丹田，收功的時候揉六次就可以了，順時針六次，逆時針六次，這樣就收功了，最後都是收在下丹田。

附錄：

十二經脈

十二經脈是手三陰經（肺、心包、心）、手三陽經（大腸、三焦、小腸）、足三陽經（胃、膽、膀胱）、足三陰經（脾、肝、腎）的總稱。十二經脈是經絡系統的主體，又稱為正經。

其名稱及流注順序：手太陰肺經→手陽明大腸經→足

陽明胃經→足太陰脾經→手少陰心經→手太陽小腸經→足太陽膀胱經→足少陰腎經→手厥陰心包經→手少陽三焦經→足少陽膽經→足厥陰肝經。

走向規律是：「手之三陰，從臟走手；手之三陽，從手走頭；足之三陽，從頭走足，足之三陰，從足走腹。」

奇經八脈

奇經八脈，中醫學概念，指「別道奇行」的經脈，有別於「十二正經」（十二經脈），八脈包括督脈、任脈、沖脈、帶脈、陰維脈、陽維脈、陰蹻脈、陽蹻脈。奇經八脈對十二經脈氣血有著蓄積、滲灌的調節作用。奇經八脈猶如湖泊大澤，而十二經脈之氣則猶如江河之水，經由奇經八脈的調節、蓄積，使人體氣血輸布灌流組織之機能更加旺盛、有效率。

奇經八脈歌訣吟：「正經經外是奇經，八脈分司各有名，任脈衽前督於後，衝起會陰腎同行。陽蹻跟外膀胱別，陰起跟前隨少陰，陽維維絡諸陽脈，陰維維絡在諸陰。帶脈圍腰如束帶，不由常度號奇經。」

中醫學的基本書籍介紹

書　名	作　者	中醫項目	內　容
黃帝內經—含素問篇與靈樞篇	非一時一人之作	中醫理論基礎	中醫的慣用語都來自此書
備急千金要方	孫思邈	醫術與醫德基本	醫論、醫方以及用藥、針灸等經驗，兼及服餌、食療、導引、按摩等養生方法，皆有所說明，較易入門。
神農本草經	非一時一人之作	中藥學專著	系統總結戰國以來醫家和民間的用藥經驗，並提出許多藥物學的初步理論。
傷寒雜病論	張仲景	第一部理法方藥皆備、理論聯繫實際的中醫臨床著作。	論述傳染病與內科雜病為主要內容的典籍。
瀕湖脈學	李時珍	學習把脈	用相類詩、主病詩，把同一類的各種脈加以歸納，對其在診斷病證方面的意圖加以闡發。
諸病源候論	巢元方	疾病分類	全書分六十七門，載列證候論一七三九條。敘述各種疾病的病因、病理、證候等。諸證之末多附導引法，但不記載治療方藥。內容豐富，討論多科疾病。

※本表所列書籍皆為中醫學的基本書籍介紹，其餘另有多部中醫專書可自行找資料參閱。

身體文化⑫

養生，先養精氣神

作　者—張其成
主　編—高雷娜
責任編輯—楊佩穎
美術設計—葉鈺貞工作室
執行企畫—黃婷儀
校　對—楊佩穎、吳美滿
董事長
發行人—孫思照
總經理—莫昭平
總編輯—陳蕙慧
出版者—時報文化出版企業股份有限公司
　　　　10803台北市和平西路三段二四○號四樓
　　　　發行專線—(○二)二三○六—六八四二
　　　　讀者服務專線—○八○○—二三一—七○五‧(○二)二三○四—七一○三
　　　　讀者服務傳真—(○二)二三○四—六八五八
　　　　郵撥—一九三四四七二四時報出版公司
　　　　信箱—台北郵政七九～九九信箱
時報悅讀網—http://www.readingtimes.com.tw
電子郵件信箱—ctliving@readingtimes.com.tw
第一編輯部臉書—http://www.facebook.com/readingtimes.1
法律顧問—理律法務事務所　陳長文律師、李念祖律師
印　刷—鴻嘉印刷有限公司
初版一刷—二○一二年十月二十六日
定　價—新台幣二八○元
（缺頁或破損的書，請寄回更換）

國家圖書館出版品預行編目資料

養生，先養精氣神 / 張其成著. -- 初版. -- 臺北市：
時報文化，2012.10
　　面；　公分. -- (身體文化；112)
　ISBN 978-957-13-5664-8（平裝）

1.中醫 2.養生

413.21　　　　　　　　101019150

ISBN：978-957-13-5664-8
Printed in Taiwan